医者になってどうする！

小鷹昌明
南相馬市立総合病院神経内科

中外医学社

はじめに

医学部を目指す受験生が増えていると聞く。いきなりで申し訳ないが、医療現場で働いている私から言わせてもらえれば、「なぜこんなに辛くて割に合わない仕事に就きたいと思うのか」と感じる。日々厳しい医療を続けていると、多くの受験生に医師を目指して欲しいと思う反面、「こんな職業はやめておけ」とアドバイスしたくもなる。

今、医療は本当の危機に瀕している。医師不足による医療者の疲弊や患者の受け入れ拒否、医療事故などが日々報道されている。そんな状況を受験生が知ってか知らぬかは、私は知らないが、彼らに対して「すばらしくやりがいのある仕事だから医師を目指せ」とは、無責任に言えない。

私の周りの子供を持つ大学病院勤務医師たちに、「自分の息子（娘）を医師にしたいと思うか？」と尋ねると、ほぼ全員が、「本人がなりたいと願うのなら止めはしないが、積極的に医師にしようとは思わない」と答える。今の医療情勢を反映した、子を持つ親の微妙な気持ちだと思う。

現役の大学病院勤務医師たちは自分の仕事に誇りを持っている。日々、必死に医療を支えている。だから、自分が医師になったことに対して後悔はしていないし、前向きに取り組む姿勢を示している。自分は何とか頑張れる。しかし、「最愛のわが子に同じ職を継がせたいか」と問われた場合には、そこにはある種の迷いが生ずる。医師になんかさせないで、もっと効率よく収入が得られて、余裕のある暮らしのできる職業を選択させたいと考えている。

自動車や電化製品など製造業の栄えた時代が衰退していくように、時代は常に流動している。動力としての石油を、クリーンエネルギーに変換しなければ製造品は売れない時代に突入した。医療界においても、これまでの自信と威厳とに充ちた時代は終焉を迎えつつある。いつの時代にも憧れの職業にランクインされていた医師という職業に暗雲が立ち込めている。

これからの時代を生き抜く医師は、医療の現実を見据えて、常に進化・発展していかなければならない。私はこれまでに数冊の著書を執筆してきた。医療の現実を伝え、それによって医療者の取るべき行動について持論を説いてきた。そのメッセージを伝える対象においてきた人物は、第一線で働く現場医師であったり、患者を含む一般国民であったり、政治家や厚生労働省（厚労省）役人であったりした。医療者にはエールを送り、国民には医療の現状を直視してもらい、国や行政には私の思いを伝え、少しでも明るい医療に変換されることを願っていた。

最近考えることは何か？　医療環境を変えていくためのもっとも強い胆力は、医師を目指している若い君たちである。医学部受験生や現役医大生たちを対象に伝えなければならないことがある。

正直なことを言うと、私は何となく医師になった。色覚機能に異常を持つ私にとって、身体的なハンデが医療に興味を抱かせた部分は確かにあったが、「小さい頃からの夢を目標に、努力を重ねて医師になった」などとは口が裂けても言えない。学費のことでは両親に随分苦労をかけた。だからかもしれないが、この数年間は「自分が何のために医師になったのか？　これから何ができるのか？」ということを常に考えている。紆余曲折し、綱渡りでここまで医療をやってきた自分だからこそ伝えられることがあるような気がする。

近頃、心の荒んだ医師をときにみかける。疲弊し、荒廃し、破綻しかけている医療現場をみる機会も増えた。「救急の患者なんて待たせておけばいい。どうせたいしたことないのだから、待たされることで患者も来なくなればいい」と言っていた医師に憤りを感じたこともあったが、今はその気持ちが十分に理解できる。その一言に医療の現実のすべてが集約されている。

私自身、「患者のためだけを考えて医療をやってきたか」と尋ねられれば、下を向くしかない。むしろ、どちらかと言えば、自分のためにやってきた部分が大きい。しかし、その都度多くの人から支えられ、何とか気持ちを奮い立たせ、ここまで医師としての仕事を続けてきた。サイエンスを忘れない心と患者の笑顔を糧に、怒濤の日々を犬かきで泳いでいる。

医師として頼りないと思われるかもしれないが、患者からは逆に生きる勇気をもらったこともある。そのことを忘れない医師でありたいと願っている。感謝の気持ちを持ち続けられる人間でありたいと考えている。これから医師を目指す君たちにメッセージを伝えるとともに、自分自身も何のために医師を続けているのかをもう一度問い直したい。

本書は医師になるためのマニュアル本ではない。むしろ、受験テクニックについては何も述べられていない。

もう一度言うが、私には医師になりたい確かな動機はなかった。しかし、高校生のある時期からどうしても医師になりたいと思っていた。医学部に入るためには、医師になりたいという気持ちに勝るものはないし、「こういう理由で医師になれ」などと他人から強要されるものでもない。正直、医師を目指したいという一念に尽きる。その気持ちをどう維持していくかなどは、自分で考えることだ。現役の大学病院勤務医師が今、何を考え、どう立ち振る舞っているかを理解し、諸君らが何かを感じてくれればそれでいい。医療のリアルを知ってもらうことが目的である。

社会に出ること、とりわけ医師になるということは、世間の荒波の中に飛び込むということである。その相手は人間すべてである。将来の医師像を思い描くヒントになれば、本書の意義は達成されたことになる。試験勉強の合間にでもゆっくりお読みいただければ嬉しい。そして、読後どのような感想を持ったとしても、医師になりたい気持ちの中に、何かしらの感慨が得られたのならば著者冥利につきるというものである。

● 目　次 ●

第二章　医師を目指すには？

第三章　医師とは?

第四章　これからの医療の流れ

カバー装画　佐藤秀峰

第一章

医療の現実を知れ！

まず私というもの―医師になる前の心構えを問う

これから医師を目指す受験生と現役医大生の君たちに知っておいてもらいたいことを述べていく。しかしその前に、私というものがどのような人物であるか、少し自己紹介をしておく。

埼玉の田舎で生まれ育ち、普通の公立高校から一九八七年に医学部合格を果たした。医学部といっても東京大学や慶應義塾大学のような偏差値の高い大学ではなく、北関東に位置する私立のどちらかといえば低いほうに属する新設医大であった。

「何だ」と思ってもいいが、数ある医学部の中で、むしろエリートの集う医学部でない私のほうが、人間らしさや率直な想いを伝えることができるのではないかと自負している。優秀すぎる人間の考えと一般人との間には、ギャップがあると思うからである。だから、どちらかと言えば本書は、成績はそこそこ、「高校時代は随分遊んでしまったな」と思う連中にとって参考になるのではないかと考えている。

医学部の学生時代は特に目立つこともなく、ごく普通の生活を送っていた。軽音楽部に所属し、楽器にチャレンジするも趣味の域を脱するほどの腕を磨くこともなく、淡々と勉強をこなし六年間で無事に卒業した。医師国家試験なんてものは所詮、資格試験であるということを早々に理解し、そつなく勉強をこなし、合格に至る点数を軽くクリアした。晴れて医師免許を取得したのが一九九三年であった。

そう言うと、「どこが人間らしいのだ」と思うかもしれないが、受験勉強を乗り越えて医学部に合格できるような奴だったら、勉強面だけを考えれば医師国家試験なんてものは大して問題にはならない。その理由は第二章の「医学部の勉強は難しいのか？」で後述するが、そういうものである。

卒業と同時に同大学の〝神経内科〟へ入局した。当時の制度は卒業と同時に特定の科に属し、すぐに専門的な診療をこなさなければならなかった。この科は、脳や神経を診る内科であり、脳卒中やパーキンソン病、アルツハイマー病などを専門とする診療科である。以来、神経内科医として、一般診療の傍ら免疫性末梢神経疾患（アレルギー機序に基づく神経病）の病態と治療に関する研究に従事してきた。二年半、研究を目的にイギリスのグラスゴー大学に留学し、帰国後も母校において診療を続けている。最近は、〝医局長〟などという肩書きをいただき、神経内科を取りまとめる課長補佐のような仕事を任されている。

現在、医師一五年目になろうとしている。冒頭でも述べたが、私には医師になりたい確固たる動機はなかった。しかし、今はもちろん後悔はしていない。周りの同僚に医師になった動機を尋ねると、小さい頃に重い病を患ったことや親族の死を体験したことなどを理由にするものが多いが、医師志望者が波乱万丈な人生を送っている必要などない。もちろん、強い動機のあった医師を否定するわけではないが、普通の人間が普通の感性で普通に医師になり、常識的な診療を続けられれば、まずはそれでいいのである。高い理想を掲げるものほど途中の挫折が多く、医師に向かないという傾向もあるように感じるからである。

医療なんてものは美談に溢れている世界ではない。理想と現実とのギャップを必ず体験する現場なのである。だから、医師になった理由より、医師になりたい一念と、そのためにフレキシブルに自分を変えていくことのできる感性のほうが余程重要である。志望動機はどうであれ、医師になった後の研修を真面目に素直に過ごせば、自然と医師の資質に目覚め、人格が形成され、それなりに使える医師になるのである。

ここまで述べてきて気付いたが、私は医師として極めて普通のコースを歩んできた、ただの勤務医のようである。そんなどこにでもいるような医師が、なぜ大胆不敵にも本を執筆したいと考えているのか。なぜ医療の現状を問い続けたいと考えているのか、諸君にはそのような思いも本書から感じ取ってもらいたい。

とりあえずの結論を言うと、東大を出ようが慶応を出ようが、多くの医師は世界的な名医になれるわけではないし、一流の研究者になれるわけでもない（一部にはもちろんいるが）。医師になればバラ色の人生が待っているなどと幻想を抱くものではない。はっきり言っておくが、大半の医師は社会福祉を支える歯車として働くだけである。病める人のために身を磨り減らし、一生を終えるだけである。もちろんそれを否定しているわけではない。私もその一人である。

でも、だからと言って、けっして退屈な公僕というわけではない。医師になることの最大のメリットをひとつあげろと問われれば、私は、「自分の持ち味を生かすことで、人生の可能性を最大に広げられる職種である」と答える。

一旦医師になれば、東大理Ⅲに入った日本一頭の良い連中たちと同じ職種を得るということである。同じ仕事に就くのだから、学歴だけで決まるというものではない。東大に入れなかったからといって、へこむ必要はまったくない。医師になれば人生の挽回はいくらでもきく。特にこれからの医師にとっては、出身大学なんてものは関係ない。だから、入学できる医学部であればどこでもいい。要はそこで何を学び、何を求めていくかである。

伝統的な偏差値の高い大学には、いい講師が揃っているかもしれない。教育のレベルも高いかもしれない。卒業生が各界で幅を利かせていれば人脈が広がるかもしれない。それは否定しない。だから、少しでも高い偏差値の大学を目指したい気持ちに誤りはない。その願いが努力の原動力につながるのであればそれもいい。しかし、良い大学を出ればそれで将来が約束されるかといえば、けっしてそんなことはない。良い大学に入学できたことで満足してしまう人生ほど意味のない人生はない。

私の経験から言わせてもらえれば、たとえば学会で発表する際に出身大学で評価が変わるということは基本的にはない。特に海外に出れば出身大学なんか屁のつっぱりにもならない。個人が勝負である。外国人からは、〝東京〟と〝獨協〟の発音が似ているので、しばしば混同される。〝トウキョウダイガク〟も〝ドッキョウダイガク〟も所詮は同じである。

ただ、言っておくが、だからと言って、「医師はやる気と人格で評価されるべきだ」と息巻いたとしても、それは青臭い医学生の考えである。良い人ぶって表向き、そう言っていたとしても、中身がなければ三流私立医大を正当化しているように思われるだけである。極端かもしれないが、「患者に優しくしてあげたい、困っている人を助けたい」と声を大にして言っている医師に限って、医師としてのレベルが低い。私立医大に勤める私のようなものが発言したかったら、自分の時間のすべてを医療に費やし、診療に関しては一点の妥協も許さず、そのうえで物を言うしかない。

自己紹介から話が反れてしまったが、私は医師になってからというもの、そのほとんどの時間を大学病院で過ごしてきた。大学という組織の中で社会について学び、多くの人と関わり合いながら修練を重ねてきた。多くの患者を診療し、私はこれまでに邦文と英文とを合わせて二〇〇本程度の論文を書いてきた。もちろんそれが成功だとは思っていないし、所詮医師にとって成功などというものはない。しかし、今、私は自分の才能に適度にほれ込んでいる。能力を開花させたいと切に願っている。私と同じ歳の有名人には江口洋介、織田裕二、原田知世、清原和博、天海祐希、秋川雅史、ジュリア・ロバーツ、ニコール・キッドマンなどがいる。私にとってのライバルは彼らであり、活躍している姿を見るとこちらも刺激される。

感性を磨くためにクラシック音楽や絵画鑑賞、本の乱読、万年筆による文書作成、写真撮影などを趣味に持つ。ネクタイと革靴は毎日替える。さしあたり、立派な神経学者になることが目標であるが、その傍ら、いつの日か他業種へ移転することも夢見ている。実は熱い男で野望に満ちている。医療に関するエッセイ本から自己実現を目指している。

ここまで読んできて、「偉そうなことを言っているこの男から、一体何を学べるのか」といぶかしく思っている読者も多いであろう。これから医療の現実を述べる。面白かろうが、つまらなかろうが（つまらないということはないと自負しているが）、これが現実である。そこから目を背けたままで医師になれば、必ず壁にぶち当たる。そうなってもいいが、なるべくならないためには準備と先見が必要である。

本書を読み終えてもなお医師を目指したいと考えるならば、自信を持って受験に臨めばいい、医師国家試験に臨めばいい。きっと良い医師になるであろう。医師になる心構えを再確認しつつ、自分の医師としての将来像を描き、受験あるいは医師国家試験を乗りきってもらいたい。

医師のジレンマ

本書の冒頭で述べなければならないことは、まさに医師の現状である。今、医療は激動の時代を迎えている。私が医師になった一九九三年頃は、医師は忙しくもあったが、目の前の仕事にひたすら没頭できる幸せな時代でもあった。指導医の言われるがままにただがむしゃらに目の前の仕事をこなし、与えられたテーマを片付けるだけの毎日であったような気がする。日々の診療や研究の中から、余裕などという言葉は生まれなかった。

かつて私は、二四時間三六五日医師でありたいと願い、ほぼ二〇時間三六〇日働いていた。帰りはいつも夜中の二時であった。この時は、プライベートなどを顧みずに、患者のためだけに命をかけて医療を行うことができた素晴らしい時間であったと思う。〝一か八か〟の治療が成功したこともあった。自分の頑張りがある程度の形で跳ね返ってきて、報われている実感があった。

正直なことを述べる。当時、こうした大胆な医療を実践できたのは、多少ヘマをやらかしても大目にみてもらえる時代背景があったからである。眠ければ思考は鈍る。判断ミスをしたことも一度や二度ではないが、その都度何とか取り繕うことができた。そして、その結果が多少悪かろうとも一所懸命さが伝われば、患者や家族からはすごく感謝されていた。

現在はどうであろうか。想像できると思うが、とてもそのような危なっかしい体制で医療を提供することなどできない。医療事故に関しては後述するが、一連の事故が浮き彫りになったことで、医師の信頼は地に落ちた。その結果、医療の質やサービス、安全面を確保するために、患者一人ひとりに対して丁寧な診療をすることが強く求められるようになった。納得の医療を実践するために、多くの時間が割かれるようになってきたのである。

医療安全をもちろん否定するつもりはない。患者に最善の医療を提供することを目標とする体制に、異論などあるはずがない。しかし、医療の質や安全に対する要求に、際限がなくなってきたこともまた事実である。「医者の自業自得だ」と言われれば甘んじて受けるが、常識を超えるサービスを求めるような患者が急増した。勤務医の足りない病院では、医療の質を求める高圧的な患者の過激さが増した。今や聖人君子のように社会生活を逸脱した人間たちのボランティアにでも頼らなければ、まともな医療はやっていけない時代になってきた。

その結果として、医師たちは想像を超えた激務を強いられるようになった。これから医師になる君たちは、そんな状況に直面する。関西医大耳鼻科の研修医の過労死を皮切りに、医師の疲弊も問題となった。現在の医療体制のままでは医師も患者も不幸である。そこまで働かなければ支えられない医療情勢は、やはり変えなければならない。医師だって社会的動物である。やがて医療に疲れ果て、現実に気付いた時に始めて自分にとって何が大切であったかを思い返すような生活を、健全と呼ぶことはできない。

なぜ、勤務医の疲弊がここまで拡大してきたのか。その理由は大きく分けて五つある。一つ目は医師の仕事量や労働密度が増えたことにより、病院の医師数が絶対的に不足したこと、二つ目は深夜や休日など診療時間外の受診者が急増したこと、三つ目は勤務医の年齢または男女の構成が変化したこと(医師の高齢化と女性医師の増加)、四つ目は仕事のリスクがあまりにも高くなり、それを避ける医師が現れたこと、五つ目、これが一番重要だが、長時間働くことを当たり前とする医療界に横たわるきれい事である。

本項では、この一つ目の原因について詳述していく。医師不足が顕在化したのは、二〇〇四年から実行された卒後二年間の初期臨床研修必須化制度の影響である(後に述べるが、だからと言って研修医を責めることはお門違いである)。関連病院に派遣されていた中堅医師たちが大学病院に呼び戻され、地域医療が成り立たなくなったからである。つまり、新卒医師が原則自由に研修先の病院を選択できるようになったために、地方の大学病院に残る医師が激減したのである。残された医師たちへの負担は想像をはるかに超え、悲鳴が上がるようになった。

「いつでも・どこでも・誰でも、より良い医療を」という精神から出発した日本の国民皆保険制度が、今や崩壊の危機に瀕している。一九六一年に始まったこの保険制度は、日本人の平均寿命を二〇〇七年度には男七九歳、女八六歳に押し上げ、世界一の長寿国にした。それは、公衆衛生の充実や栄養の改善によるところも大きいが、比較的安い費用で安易に医療を受けることができるようになったからである。

しかし、二〇〇〇年代に入り、国の財政難を理由に、本来最も大事にされなければならない医療や福祉、あるいは教育の領域まで〝聖域なき構造改革〟という容赦ない切り捨ての政治が行われた。医療費や介護費は削られ続け、その結果、いわゆる格差社会が生み出された。

病院で必要な医師が確保できないのは、先に述べたように臨床研修の必須化によって、大学が担っていた医師の手配機能が弱くなったこともある。しかし、同時に政府の低医療費政策により医療費がどんどん削られ、病院に経済的な余裕がなくなってきたことのほうが余程大きいのである。利益をあげなければ病院は立ち行かない。赤字が続くようでは、機器の購入もできなければ職員の給料も払えない。結果的に人件費を削るだけ削って、多数の患者を診療しなければやっていけない構造になってきたのである。結果、耐えきれなくなった多くの医師が病院を去った。

医療費を抑制しなければならない理由は、言ってみれば経済成長より医療費の伸びのほうが勢いを増しているという恐怖感からである。そして、その医療費の伸びが国を滅ぼすという〝医療亡国論〟が持ち上がったからである。つまり、医療や福祉という弱者のために使われる金が、国にとってはもっとも無駄であると判断されたのである。

医療費の増加の理由ははっきりしている。医療技術の高度化と高齢化である。つまり、自然増である。医療費を抑制するということは、医療の安定供給を抑えるということでしか実現し得ない。そんな当たり前のことは前からわかっていたことである。「日本の医療には、財政難と医師不足という二つの赤信号が点っている」と言われても、とっくの昔から黄色信号だったのである。

君たちに言っても仕方がないと思うが、医療の現実を知ってもらいたいので続ける。経済成長や公共事業もいいが、何と言っても命あっての物種であり、医療にもっと金をかけるべきである。しかし、確かに無尽蔵であるかのごとく金をかけていいとも思えない。国の財政が逼迫し、赤字国債を撒き散らしているのだから、どこかで妥協しなければ日本は立ち行かなくなる。

君たちは将来、医師の役割から病める患者を分け隔てなく診療しなければならないと願う一方で、国の情勢を考えれば平等に医療を提供することが本当にいいことなのかどうかということで悩む。

つまり、生活保護を受けている人が金のかかる高度医療を無制限に享受してもいいのか、募金の恩恵を受けられた患者だけが海外に渡って心臓移植を受けられることが正しいのか、もっとありがちな話で言えば、目の前の重症な患者を、単純にベッドがないという理由だけで他院へ搬送しなければならない現実を体験する。「医療は本当にこれでいいのか」ということを常に考え続けさせられる。「理想や平等主義だけでは、医療を提供し続けることはできない」という壁に必ず当たる。

確かに今の時代、「すべてを平等に」などという言葉は空々しく感じる。そもそも平等の定義が不明確であることによって、さまざまな現場が混乱している。消費税を一律五％としたり医療費個人負担を一律三〇％としたりすることが、一見平等と考えられがちであるが、金持ちから多く取り、貧乏人からは少なくするということも平等の原理だと思う、そういうこともはっきりしないのに、平等だからと言っても混乱は避けられない。

医療改革を提言でき、かつ変える力のある人間は既得権益を持ったまま逃げ切り体制の六〇歳以上の老人で、医療や福祉を支援していかなければならない若者層が、保険料や年金を払う気すらない。そして、両者に挟まれた働き盛りの三〇—五〇歳代の人たちが不況の嵐に喘ぎ、忙し過ぎて医療の行く末に対して関心が持てず、少子化によって自己負担額の増えていく医療制度を敵視し、今後の社会保障の動きを予見できないとしたら、いったい誰が医療を変えていくのであろうか。

そう、それは君たちである。

下流社会を生きる若者が増えることが予想される将来において、不安材料は大きい。自分の生活すらまともにできない人間が、社会福祉や介護などに関心を見出せるはずがない。医療や介護を考えるのは、ある程度心に余裕を持てる人間（上流階級でなければいけないというわけではない）でないと、優しい思いは生まれないと思う。医師になるということは、こうした社会的なテーマと常に向き合っていかなければならないということなのである。

医療事故を知れ！

今日に続く医療事故問題は、平成一一年のあの事件から幕を開けた。医療者にとって衝撃的な報道が、日本中の医療機関を駆け巡った。横浜市立大学医学部付属病院第一外科での患者取り違え事件である。心臓手術患者と肺手術患者を取り違えていることに気が付かず、心臓手術をする予定の患者に肺切除が、肺切除を予定している患者に心臓弁膜症の手術が行われた。前代未聞の出来事であった。

看護師の搬送ミスが直接の原因であったが、麻酔医や執刀医などいくつものチェック機構があったにもかかわらず、それらをすり抜けて発生してしまった。初歩的なミスがいくつも重なったと言えるが、一人の看護師が二人の患者を搬送した点など、病院経営の改善に伴う人手不足も背景にあると考えられた。この事件を契機に、日本の大学病院の病床当たりの看護師数は、米国の三分の一、欧州の二分の一であることが浮き彫りにされ、大学病院といえども、医療事故がいつ起きてもおかしくない環境であるということが明らかになった。

さらに同じ年に起こったのが、都立広尾病院の消毒薬の点滴事件である。いずれの事件でも医療者にミスがあったこと、裁判によって最終的に医療関係者たちの責任が確定したこと、医療が国民の信頼を裏切ったこと、という点において、医療に対する安全神話が根底から揺らいだ。これらの事件を皮切りに医療者と患者との議論が加速し、あっと言う間に医療訴訟の数は当時のほぼ三倍に膨れ上がった。

そんな中で平成一六年に起こった福島県立大野病院事件が、医療不信に決定的な追い討ちをかけた。この事件に関しては、これから医師を目指す君たちにはぜひ知っておいてもらいたい。医師の逮捕された医療訴訟において、けっして忘れることのできない象徴的な事件だからである。あえて紙面を大きく割いて伝えておきたい。

帝王切開手術を受けた産婦が死亡したことで、手術を執刀した産婦人科医師が業務上過失致死と医師法違反との容疑で起訴された事件である。この医師は産科医として九年の経験を積み、約一二〇〇例の分娩を取り扱い、二〇〇例の帝王切開手術の経験も有していた。輸血を用意し、場合によっては子宮全摘手術を行うことを前提に、切迫早産および前置胎盤の手術を行った（要するに難しい出産を控えた患者の手術を行った）。

手術当日、夫が立ち会うことになっていたが、風邪をひいたとのことで立ち会うことができなかった（不幸にもこのことが後の経過を決定的に左右することになった）。手術担当者は、執刀医、麻酔医、助手として外科医、助産師二名、オペ責の看護師、器械出しの看護師、出血量確認や雑務を担当する外回り看護師二名の合計九名であり、後に看護師ら三名が加わった。けっして人数が足りないわけではなかった。

体重三〇〇〇グラムの女児が無事娩出されたが、その後子宮に癒着した胎盤をはがす、いわゆる〝胎盤剥離〟ができなかった。このため、子宮をマッサージした後、再度臍帯の牽引を試みたが、やはり剥離できなかった（お腹を揉んだりへその緒を引いたりしたが、胎盤が取り出せなかった）。このため、手と器械とを使うことにより、少しずつ何とか剥離するに至った。胎盤剥離中の約一〇分間の出血量は、最大でも五五五ミリリットルであった。

胎盤娩出後、医師は子宮収縮剤を投与したが出血は止まらず、ガーゼを詰めたり手で圧迫したり、出血部位の縫合を行ったりしたが、出血はなお続き約七五〇〇ミリリットルに達した。止血を諦めた医師は、輸血によって血圧が安定したのを見計らって子宮摘出手術を開始し、約一時間後に無事終了した。子宮摘出の際に傷ついた膀胱を縫合し、漏れがないかを確認していたところ、突然心室細動（危険な不整脈のひとつ）が起こり、約一時間の心肺蘇生術にもかかわらず患者は死亡した。

死を初めて聞かされた遺族は、娘が手術室に入室してから死亡を告げるまでの間、経過について何も説明がなかったと非難した。ただ、必死に手術をしている執刀医にそれを求めることは無理があると思われる。そして、患者が死亡してから一年二ヵ月が経過した時点で、医師は業務上過失致死と医師法違反の罪で逮捕、起訴された。

検察側の論告によると、剥離を無理に続ければ大量出血する恐れがあったのに、子宮摘出など危険回避の早目の措置を怠り、大量出血で女性を死亡させたとした。異状死だったのに二四時間以内に警察に届けなかったとして医師法違反にも問われた。最大の争点は、剥離を続けた行為の是非であった。検察側は「癒着を認識した時点で、剥離をやめて子宮を摘出すべきだった」と主張した。弁護側は、「最後まで剥がしたほうが子宮収縮による止血が期待できた。それでうまくいかない場合に、子宮摘出に移行するのが医療現場の標準」と反論した。

事件後も一人医長として、激務のなかで地域医療に貢献していた医師を逮捕する必要性がどこにあったのか。警察は、身柄を拘束し、外界と接触させないようにして、自白を得ようとしたのであろう。刑事訴訟法において、勾留は罪を犯したことを疑うに足りる相当な理由がある場合で、「定まった住居がないとき、罪証を隠滅する疑いがあるとき、逃走する理由があるとき」等に限られる。カルテの記録はすべて押収され、必要な関係者らの取調べも終わっている段階で、事件発生後一年以上経ってから産科医が関係者らと口裏を合わせるなど無意味である。隠滅すべき罪証などないに等しい。

医師に罪を犯したという認識はなく、事故後も県立病院の医師として真面目に働き、まもなく自分自身の子供が生まれようとするその時に逃走など考えられない。〝癒着胎盤〟という疾患について、産科医として行った通常の医師の裁量そのものが過失とみなされたのだ。

胎盤剥離を継続するか、あるいは中止するかは臨床現場の医師が、刻々と変化する患者の病状に即して判断し、最良と信ずる処置を行うしかないのであって、事後に生じた結果から、施術の是非を判断することはできない。そうでなければ、単なる結果責任を追求するにすぎないことになってしまう。全国の医療関係者が猛反発した理由がそこにある。

検察官のあまりに杜撰な捜査が露呈された。弁護側の鑑定書は、日本産科婦人科学会の周産期委員長であった教授が書いた。カルテ等を十分に検討したうえで、「医師の施術に過失はなく、自分でも同じように施術していたと思う」と証言した。それに対し、検察官は癒着胎盤の臨床例について、「剥離が困難となった時点で、直ちに剥離を中止し、子宮を摘出する」という症例を一つも証拠として提出することができなかった。

判決では、臨床現場の標準的な医療措置をくみ取ることが可能であるとし、「用手剥離を開始した後は、出血をしていても胎盤剥離を完了させ、子宮の収縮を期待するとともに止血操作を行い、それでもコントロールできない大量出血の場合には子宮を摘出する。これが臨床上の標準的な医療措置と解するのが相当である」として、弁護側の主張をほとんどそのまま認めた。被告は無罪判決を受けた。

「最終的に医療行為に問題がなかったことが証明され、無罪になったのだから良かったではないか」と思う読者がいたとしたら、大いなる楽観である。自らの医療行為の是非を問われ、この産科医師は五年間もの長きにわたり悩み苦しんだのである。無罪だったから良かったという問題ではない。詳しくは触れないが遺族側は、この判決に納得していない。「どうして医師に危機感がなかったのか」ということを訴えている。そこに納得など得られない。遺族の疑いが晴れる日など来ない。

遺族の苦悩も十分に理解できるが、専門性の高い医療事故について、医療の素人である警察や検察が直ちに捜査にあたるというわが国のシステムには、明らかに欠陥がある。最初から専門家が介入していれば、不幸な刑事事件は起訴されることなく終熄したはずである。

難しい話だったかもしれない。言いたいことは、今後ますます医療訴訟は増える。これから君たちはこうした問題に正面から向き合うことになる。それは標準的な医療行為を行っていても、時と場合により訴訟に巻き込まれることがあるということである。

正しい医療行為がすべてではない。コミュニケーションがうまくいかなければ行き違いはある。「言った、言わない」ということは医療ではよくあるすれ違いである。患者─医師には信頼関係の構築が重要であり、社会人のひとりとして気を使わなければならない。医療現場では横柄な態度がもっとも嫌われる。医療事故を避けるための行動がいかに大切であるかということに、医師になればすぐに気付く。

医学教育の現実を知っておけ!

以前の著書でも紹介したが、医師を目指す君たちにとっては、まさにうってつけの(当時の)名文(迷文)なので改めて掲載したいと思う。二〇〇二年四月一六日に朝日新聞「私の視点」に、前金沢大学付属病院長・河崎一夫氏が投稿したものである。医療を考えるうえでとても思慮深い内容であるので、まず一読してもらいたい。

医学生へ―医学を選んだ君に問う

医師を目指す君にまず問う。高校時代にどの教科が好きだったか？　物理学に魅せられたかもしれない。しかし医学が大好きだったことはあり得ない。日本国中で医学を教える高校はないからだ。高校時代に物理学または英語が大好きだったら、なぜ理学部物理学科や文学部英文学科に進学しなかったのか？　物理学に魅せられたのなら、物理学科での授業は面白いに違いない。君自身が医学を好むか嫌いかを度外視して、医学を専攻した事実を受容せねばならない。結論を急ぐ。授業が面白くないと言って、授業をサボることは許されない。医学が君にとって面白いか否か全く分からないのに、別の理由(動機)で医学を選んだのは君自身の責任である。

次に君に問う。人前で堂々と医学を選んだ理由を言えるか？　万一「将来、経済的に社会的に恵まれそう」以外の本音の理由が想起できないなら、君はダンテの「神曲」を読破せねばならない。それが出来ないなら早々に転学すべきである。

JCOPY 498-00994

さらに問う。奉仕と犠牲の精神はあるか？　医師の仕事はテレビドラマのような格好のいいものではない。重症患者のために連夜の泊まりこみ、急患のため休日の予定の突然の取り消しなど日常茶飯事だ。死にいたる病に泣く患者の心に君は添えるか？

君に強く求める。医師の知識不足は許されない。知識不足のまま医師になると、罪のない患者を死なす。知らない病名の診断は不可能だ。知らない治療を出来るはずがない。そして自責の念がないままに「あらゆる手を尽くしましたが、残念でした」と言って恥じない。こんな医師になりたくないなら、「よく学び、よく遊び」は許されない。医学生は「よく学び、よく学び」しかないと覚悟せねばならない。

医師国家試験の不合格者はどの医学校にもいる。全員が合格してもおかしくない医師国家試験に一、二割が落ちるのは、医師という職業の重い責任の認識の欠落による。君自身や君の最愛の人が重病に陥った時に、勉強不足の医師にその命を任せられるか？　医師には、知らざるは許されない。医師になることは、身震いするほど怖いことだ。

最後に君に願う。医師の歓びはふたつある。その一は自分の医療によって健康を回復した患者の歓びがすなわち医師の歓びである。その二は世のため人のために役立つ医学的発見の歓びである。今後君が懸命に心技の修養に努め、仏のごとき慈悲心と神のごとき技を兼備する立派な医師に成長したとしよう。君の神業の恩恵を受けうる患者は何人に達するか？　一人の診療に一〇分の時間を掛けるとしよう。一日一〇時間、一年三〇〇日、一生五〇年間働くとすれば延べ九〇万人の患者を診られる。多いと思うかもしれない。だが日本の人口の一％未満、世界の人口の中では無視し得るほど少ない。

インスリン発見前には糖尿病昏睡の患者を前にして医師たちは為すすべがなかった。しかしバンチングとベストがインスリンを発見して以来、インスリンは彼らが見たこともない世界中の何億人もの糖尿病患者を救い、今後も救い続ける。その一の歓びは医師として当然の心構えである。これのみで満足せず、その二の歓びもぜひ体験したいという強い意志を培って欲しい。心の真の平安をもたらすのは、富でも名声でも地位でもなく、人のため世のために役立つ何事かを成し遂げたと思える時なのだ。

さて、どのように感じたであろうか。「医師は奉仕と犠牲との精神を持ってただひたすら勉強し、奉公しなければならない」とする河崎氏の主張は、賞賛に値するであろう。学生が医師を志すうえでは重要な心構えかもしれない。真摯に受け止め、医師としての使命に打ち震える思いがするのも事実である。

しかし、ここには現実の過酷な労働実態の負の側面について一言も触れられていないことが盲点である。社会のみならず、一部の医師や医療関係者においても、このコラムが支持され、賞賛の美で迎えられたことに現在の医療の悲劇が隠れている。「医師は労働者ではなく、やはり奉仕者だ」とする観念が、再び浸透するきっかけとなったこともまた事実である。現代の医療崩壊の一端には、医師自身がまだ「過労は当たり前」と思っていることにある。こうした認識がまだまだ拭いきれていないのである。

確かに医療というものは頑張ってやったからそれでいいという代物ではない。ある意味スポーツや芸術と同じで、結果がすべてでもある。医療は良くて当たり前なのである。もう少し言い方を変えると列車や船の運航と同じで、何もなくて当たり前である。また、電気の供給とも同じだと指摘するものもいる。最近においても、大学病院教授のこんなコメントが医療界を駆け抜けた。

医師は医療業務を独占しているのだから、義務も果たさなければならない。電力会社はすべての国民に電力を供給しなければならない。その代わりに、地域の電力供給を独占できる権限が付与されている。つまり権利と義務を同時に持っているのである。僻地だから電気を供給しない、儲からないから送らないということはできない。医師は医療業務を独占していながら、応召義務を果たしていない。受け入れ拒否の事件もそうである。自分の施設が満床だったら断るということが習慣化されてしまっているから起きるのである。

君らは、こうした「医療は電気と同じで、安全に供給できて当たり前である」という理論の教授の下で指導・教育されていくのかもしれない。医療に不具合があってはならないということである。

私の感想を述べる。「医療と電気の供給とを同じ土俵で論じること自体がナンセンスだ」ということである。それでもあえて同列で述べたいなら、「医療は、いつ何時、どんな状態で担ぎ込まれてくるかわからないような、言ってみれば震災の後のような状況だ」ということである。「瓦礫が崩れてくるかもしれない、漏電した電気に感電するかもしれない」というような、常に緊張感と隣り合わせに立つのが診療、特に救急診療である。「何年かに一度あるかないかの震災後の復旧作業と、通常業務で電気を供給できるシステムとを同列に捉えてどうするのだ」と私は考える。

私は何も一所懸命働く医師の姿を否定しているわけではない。ただ、「こうしたきれい事だけ言っていても医療はけっして改善しない」、「根性論だけではもう立ち行かない」と言いたいだけである。

現場のわからない高名な医師たちの発言から推測されるように、今の医療は混迷している。使命感は大切であると思うが、医師が粉骨砕身、滅私奉公しなければ支えられない医療でいいのか私は疑問である。医師は極端な過重労働であってはならないというのが持論である。

なぜなら、医療や介護を担う人間は、心に余裕を持てなければ、優しい考えは生まれないからである。良質な医療には、時間をかけた診察と丁寧な治療が必要だ。少数の医師が過労死寸前まで働かなければ支えられない医療制度には、大きな問題が隠れていると私は思う。

サービス業化される医療

ここまで述べてきたように、これからの医師は、医療事故に対する危険認識を避けては通れない。今後もこうした問題は白熱していくであろう。したがって、丁寧に説明し、納得の医療を実践するというスタンスが求められてくる。

そのためか、医療はサービス業であるとする認識が広まってきている。確かに日本標準産業分類に従えば、医療はサービス業に分類される。しかし、非物質的生産物（サービス）を作る業種をサービス業というのであって、〝患者に対してサービスする〟のサービスとは本質的に意味が異るように思う。あくまで、〝診断や治療などの非物質的生産物〟を提供するからサービス業と言われるのであって、患者にサービスしなければならないという理屈は本来生まれてこないはずである。

患者が払う医療費の多くが、〝検査費と治療費〟とわずかな〝診察料〟だけであり、バーやクラブで設定されている〝サービス料〟なんてものがあるわけでもない。もちろん、私は人を相手にする仕事である以上、マナーは必要だと思っているし、患者には満足して帰ってもらいたいと思っている。

私の考えでは、医療はサービス業であり自由業であり、また、サラリー業であり、ある意味販売業でもある。そして、これらは時代とともに変化している。かつて医師は〝自由業〟であり、清貧に甘んじ、自己を犠牲にして献身的な診療を行うことが美徳とされてきた。金持ちからは料金を取り、貧乏人には無料で奉仕していた。自由にふるまうことのできた診療体系であり、このころの医療であれば、それは貧しいものに対して〝サービス業〟と成り得たであろう。やがて医療は〝サラリー業〟へと転進した。病院勤めをする医師が増え、給料を受け取って働く立場を取るようになった。

昔の自由業の時代は「自分は医者だ！」と言う医師が多かったのではないかと思うが、ここへきて「自分は医者というよりは、医療者（技術者）だ」と思うようになってきた。すなわち、医療を提供する代わりにサラリーを受け取り、技術者として診療もやるが研究もやる。その代わり、サラリーに見合う仕事しかやらないというスタイルである。そんな状況であっても、患者からみれば、サラリーを受け取るのだから、「もう少しサービスがあってもいいのではないか」ということになるのである。

患者に対してより良い医療を提供することに異論はない。しかし、いくらサービスと言っても、「医療というものは、どんなに頑張ったとしても普通以上の状態は提供できない」ということも同時に理解しておかなければならない。

どういうことかと言うと、たとえば通常のサービス業というのは、金と引き換えに「家庭で食べるものと少し違った美味しいものをいただこう」とか、「もっと便利なもの、高級なものを所有しよう」というものである。それは、〝普通〟とされているものよりは、〝普通以上〟の一段高い状態を金で買うということである。一方、医療はどうであろうか。患者はある日突然、当然だと思っていた健康という〝普通〟の状態から病気という〝普通以下〟の状態に突き落とされるのである。こうした状態を、健康という以前持っていた〝普通〟の状態に近づけようとするのが医療である。

医師はそうした仕事をすることで、自分の存在が社会に役立っていると実感できるから頑張っているのである。金儲けという動機だけで医療に就いている人はほとんどいないと思う。しかし、どんなにすばらしい医療がなされたとしても、〝普通以上〟の状態にはけっして、してあげられないのが医療である。最高の結果が得られても〝普通〟止まりであり、多くは、後遺症や生活の制限が残ったりして、〝普通以下〟までにしか戻すことができない。そこが通常のサービス業との決定的な違いである。

うまくいっても〝普通〟までにしか持っていけない医療に対して、金をかけたくないという患者の心理もわからなくもない。そんな〝普通以下〟で行っている医療と、いくらでも金をかけられて、いくらでも〝普通以上〟を目指せる通常のサービス業と同じ土俵で論じることはできない。

近年は深刻な医師不足が続いているし、君たちが医師になる頃においてもそれはまだ解消されないであろう。厚労省の調査によると、医療法の定める医師の配置基準の充足率は、全国で約八三・五％（二〇〇四年度）である。東京や大阪などの首都圏・近畿圏は概ね九〇％前後の充足率を達成しているが、田舎へ行くほど充足率は下がり、全国最低の青森県ではわずか四三％に過ぎないという惨状である。これは、田舎や離島・へき地での勤務を希望する医師が極端に少ないことが原因のひとつである。へき地勤務を選ぶことで学費が免除される自治医科大学でも、卒業生の約六割が、学費返済を条件に大都市圏での勤務を選んでいるのが現実である。

また、診療科で言えば、産科医と小児科医の不足は極めて深刻である。なぜなら産科と小児科は、どの医師に聞いても「最も過酷な診療科だ」と答えるくらい激務だからである。産科は二四時間体制である。妊婦がいつ産気付くかわからないので、産科医は特に不規則な生活を強いられる。また、出産という行為は何もないのが当たり前で、「何かあれば医者の責任だ」ということになるのである。訴訟リスクの高い診療科であることは、容易に想像がつくであろう。このことが、医大生から敬遠される最大の原因となっている。

小児科は産科ほど生活が不規則なわけでもなく、人命に関わるような患者も少ない。しかも昨今の少子化状況を考えると、「一見楽なのでは？」と思われがちだが、現実は違う。なぜなら、ひとたび子供のことになると親は人が変わってしまうからである。

たとえば火傷をして、その傷跡が残ったとする。大人なら「自業自得だ」と諦められるが、子供の場合は「医者の腕が悪いからだ」と親から恨まれるケースがある。夜間、突然の発熱で救急外来を訪れる親も後を絶たない。子供に対する親の愛情は、ともすれば医師にとってとてもやっかいな存在になる。小児科では、「子供と親の両方を治療しなければならない」という言葉がよく聞かれる。医療内容とは裏腹に精神的にとても疲れる診療科なのである。

「苦しんでいる人を助けたい」という立派な理由で医師を目指す学生が多いであろう。そういう気持ちの強い人が医師になっていなければ医療はとっくの昔に崩壊している。しかし、肝に銘じなければならないことは、人助けをボランティアとして慈善事業でやるのと、それを商売として金を取ってやるのとではまったく違うということである。前者では結果がどうあれ、助けられた人はその尽力に感謝と尊敬との念を惜しまないであろう。しかし、後者では支払った金に見合う結果を人は期待し、結果が良いのが当たり前で、悪ければ露骨に不快感と敵意とを露にするものがいるのである。

医師のサービスは、診療中に垣間みる温かい一言であったり、優しい笑顔であったりするのである。だから、むしろ極端なことを言えば、医療ではいっさい金を取らない税方式のほうがややすい。実際そういう国もある。もちろん、そうなったら税金を高くしなければ経営的にやっていけないが、医療機関と患者との間で直接の金銭授受があるからややこしくなるのである。

医療の危機管理能力

医療事故を中心に、医療の問題点をくどいくらいに述べた。これからの時代、医師としてやっていくには自らの危機管理能力を備えていかなければならない。

その前に言っておくが、たとえば航空会社などは危機管理が徹底している。某航空会社は、四〇人いる機長のうち二人の退職と病気とが重なったために通常ダイヤが組めないとして、運航を予定していた計一七〇四便のうち、約一割にあたる一六八便の欠航を決めた。四〇人中二人の欠員で一割の運航便を減らすとは、航空会社の労務管理は徹底している。

医療では六人いた内科医の二人が辞めて三分の二になったとしても、何の変化もないであろう。医療現場では機長が何人であろうと、飛行機が足りなかろうと、乗客の数だけ椅子を用意し運航しなければならないのである。同じ命を預かる職業であるにもかかわらず、なぜこのような差が生ずるのであろうか。

早い話が、当たり前だが医師が減っても患者は減ることがないからだ。医師には、訪れる患者を最後まで診なければならないことが、法律によって義務付けられているからである。

一般論として言うと、医療行為はすべて危険行為であり、一定の割合で必ず事故が起こる。それを「プロなのだからしっかりしろ」と言っても空しく響くだけである。なぜなら、最終的には確率的な問題が残るからである。内視鏡を行えば一〇〇〇件に一件くらい胃に穴を開ける。中心静脈に点滴を刺す場合には見えない血管に針を刺すわけだから、予想外のところに血管があれば必ず刺し損ないは生ずる。確率的に生ずる事故は、努力とか技能の問題ではないのである。出会いがしらの交通事故がけっしてなくならないのと同じである。

繰り返し強調するが、今後ますます医療裁判は増加していくであろう。刑事訴訟も増えるのではないか。医師には徹底的に身を守る工夫が求められていく。医師からこういう提言がなされると「なんで医者だけは逮捕されないのだ、そんなのおかしいではないか」という話になる。そこでまた、一般論として、ひとつ言っておきたいことがある。

先進国で、医師が診療行為について刑事事件で逮捕されるのは日本だけである。診療という行為の中で起きた事故に関しては、刑事事件を問うべきではないというのが医師の共通した意見である。その理由を一言で説明するならば、同じ命を預かる消防士や警察官は、刑事事件に問われないからである。

消防士というのは、火事で燃えている家を消火するのが仕事であるが、結果的に火を消すことができなくても逮捕されることはない。火のついた家を消火しようとして、隣の家を水浸しにしても罰せられることはない。警察官は証拠を固めて犯人を逮捕した場合に、結果的にその人が犯人でなくても罰せられることはない。さらに言えば、犯人を捕まえられなくても罪にはならない。検察官が有罪だと思って判決を出して、結果的に無罪だったとしても検察官個人が罰せられることもない。

しかし、病気や事故で死にそうになっている患者が来院された場合に、医師が自分のできる範囲でなんとかしようとしても、結果的に患者が亡くなれば、状況次第によっては罪に問われることがあり得る。医療側からすれば、「それはおかしいでしょう、いちばん命に近いところにいるからと言って、直接の引き金を引いたとする考えにはついていけない。悪いのは病気でしょう」

JCOPY 498-00994

ということなのである。

もっとも、まれではあるが警察官が万引きをしたり、消防士が放火をしたりする事件が起こる。あまり言いたくはないが、もともと人間にはそうした悪事を働きたいという欲望が存在する。日頃火を消し止めたり、犯罪を取り締まっていたりすると、ちょっとしたストレスや疲労、虚脱状態において魔が差すということがあるらしい。医師も魔が差すということがあるかと聞かれれば、そうしたことが絶対にないとは言いきれない。医師が麻酔薬を持ち出して自殺するなどという事件が本当に起きている。

だからもちろん、私は医師がすべて正当だとは思っていない。患者からのクレームがあるときにはこちらにも非があることが多い。患者に対して見下した態度を示す、頭ごなしに命令する、あきれたようなため息をつく、患者の心配を鼻先で笑うなどは、確かにある。それは素直に認める。しかし、さらにまた一般論として、少し考えてもらいたいことがある。

医療がホテルや販売業と同じように顧客を相手にするサービス商売ならば、患者に対する失礼な態度が問題にされても仕方がない。〝サービス業化される医療〟でも述べたが、医療界にはそういう発想はまったくもってない。

言い訳かもしれないが、医師と患者との関係が、従業員と顧客との関係のようで本当にいいのかと思う。「少し顔色が優れませんので、美肌のためにさらにこの軟膏とお薬をお出ししましょう」

とか、「最高の器機を使って検査いたしますので、お代が少しかかりますがよろしいでしょうか」などという落ち着かない関係でいいのであろうか。

そうは言っても、まだ、「医師の中にはカルテの改ざんや診療報酬の不正請求をするような輩がいるのに、刑事責任を問うべきではないなんて言っても、世間は納得しないのではないか」という疑問が残る。私は何も、「医師だけは、何をやっても刑事免責にしてくれ」とは言っていない。ただ、誰も悪くないけれども医療の現場では人が死んだり、重大な後遺症が残ったりすることもある。「救命活動中の事故を医療ミスと言われても困るし、そもそも、カルテ改ざんや診療報酬の不正請求は救命活動中のミスではないでしょう」と言っているのである。

救命しようと思って結果的に人が亡くなった、あるいは重大な後遺症が残ったということと、カルテ改ざんや不正請求とはまったく別の話である。だから、「医療関連事故とそういう不正とは、明確に分けて議論してくれ」と言っているのである。

医師はサービス業に徹しているわけではないので、患者のことを思えば叱ったりもするし、たしなめたりもする。患者から嫌われることを覚悟で、「酒や煙草をやめて、痩せろ」と言う。それが良識というものではないのか。サービスで成り立つ仕事ではけっしてない。

本項では、君たちにではなく世間を相手にいろいろと述べてきた。今後を考えれば、医師にとって危機管理能力がますます求められる時代になっていくことは間違いない。最後にこんな患者がいることを、私の経験から話しておく。

「頭が痛い」と言って夜間に救急車で来院した三〇代の派遣社員がいた。診察をして、「頭痛だけで他に異常はないようですので、鎮痛剤で様子をみてください」と伝えた。すると、その患者は、「頭が痛いと言っているのにそんなことあるか」と反論し、病院の壁を蹴るなどの騒ぎを起こした。派遣社員三〇代を診て、「何もない」では当然怒られるであろう。空気が読めていないと言われても仕方がない。せめて、採血して、頭のＣＴを撮って神経内科医に相談して、微熱でもあろうものなら髄膜炎を疑って髄液検査を行って、「やっぱり何もないですね」くらい言わないと納得はしないだろう。

さらに、翌朝まで点滴でもしながら丁寧に寝ていただき、くも膜下出血や脳腫瘍などを完全に否定するために、翌朝一番で予約患者を待たせて緊急ＭＲＩ検査を行わなければならない。脳外科医と相談して、「うーん、どう見てもやっぱり異常ないですね」ということで一件落着するのである。大学病院ならそれぐらいの丁寧な診療が期待されるであろう。それで、夜間診察料を概算で五〇〇〇円いただき、当然その金額では済まないので、後日残金の請求の連絡を入れようものなら、「苦しくて病院に行ったのに、まだ金を取るのか」とさらに怒りをかって、残りは踏み倒されて終わり。

こんな医療にやがてなる。大学病院は常識の通用しない人のことまで考えなければならない。医療の危機管理には、患者の心配する病気を見逃さないための注意と、理不尽な要求に対してどう対応していくかの注意との二種類の管理を迫られている。

医療問題の主犯は私たちである！

ここまで医療情勢が悪化してきた根本的な原因は一体何なのであろうか。確かに最近になって、重労働に耐えられなくなった一部の医師から、さまざまな問題が提起されるようになった。「医療訴訟の濫発が医療の萎縮を招いている」との声があがり、「訴訟が増えれば危険を伴う医療は最初からやらないという気運になり、理由をつけて患者を断るようになるだけだ」と叫ぶ。

では、なぜ医師は今になってそんな自己弁護とも取られかねないようなことを、急にあげつらうようになったのか。「直接の問題解決をしてこなかった自分等の責任ではないのか」という批判が聞こえてきそうである。「医療が大変だと言っても、それが仕事でそのために医者になったのではないか。少し忙しいくらいできついなどと言っているようでは甘えではないか」と感じる人々も多いと思う。

JCOPY 498-00994

まったくその通りである。私たちは、医療問題がそれほど深刻になるとは思っていなかったし、事故なんてものは個人または個々の病院の問題だと思っていた。そもそも積極的に声をあげようと思う医師もほとんどいなかったし、そんな時間や余裕もなかった。「気が付いたら医療はとんでもない方向に向かっていた」というのがおおかたの医師の率直な意見であろう。ここへきて、ようやく医療制度の問題が議論されるようになった。〝NHKスペシャル〟や〝ガイアの夜明け〟など、報道番組にとって、医療問題の議論は欠かせないものとなり、国民のための医療改革が喫緊の課題となった。

その際に、改善策として医療界が自律しなければならないことは、もちろん事実である。システムの面でも、他の業界とは比べものにならない程お粗末であったと思う。しかし、原因はどうあれ、結果として医療者と患者とのコミュニケーションが乱れ、医療訴訟が濫発されることが、医療を崩壊させる最大の危険因子であることもまた、はっきりとした事実なのである。

この問題を解決するには、今さら医療者だけで努力しても無理である。医療者だけで、「こう改善しました」などと言っても世間が納得しない。医師の変革は大前提かもしれないが、もっと先には医療界と国民との共同歩調がどうしても必要である。

しかし、その問題の解決は一体誰がやるのだろうか。これほど大きな問題になっているのだから、国も放っておくはずがない。厚生労働大臣や官僚、偉い医師たちがきちんと処理してくれるはずだと思っているかもしれない。しかし、彼らが何をしてくれるというのであろうか。きちんと病院を立て直してくれるというのか。そんなことはあり得ないであろう。医療費削減を脅し文句に、医療をますます縛ろうとするだけである。現実無視の医療体制を強要し、それに耐えられるように病院をどんどん民営化させて、効率性を高めていくだけではないのか。良識ある多数の国民や現場医師の監視がなければ、国はどんな政策を打ち出すかわかったものではない。

ただ、私の世代の医師も、医療を崩壊の淵に立たせた責任はあると思う。正直なことを言うと、私はこれまでの診療の中において、自分のスキルを磨くことだけしか考えてこなかった。新臨床研修医制度が始まったと同時に、人気のない大学病院は、研修医たちから見向きもされなくなった。その責任は間違いなく現役世代の私たちにある。それは素直に認めるところである。

しかし、それだけであろうか。医療環境が劣悪を極めた原因は、私たち医師と厚労省の責任だけであろうか。まだまだ医療を他人事としか捉えていない多くの人々にも、実は問題があるように思う。医療を必要としている人は人口全体でみれば常に少数であり、また、多くの健康な人は、自分が病気や怪我をすることなど想定できずに生活している。医療に深い関心などない。テレビで医師不足や医療崩壊について報道されたからといって、「あ、これは自分が将来何とかしなければならない問題だ」と気付く人はほとんどいない。また、仮に思ったとしても医療に向けて具体的に動く人は皆無だということである。現実を知っているのは医療者と患者、あるいはその家族という少数の人間たちだけである。それ以外の人にとって所詮医療は別次元の話である。

医療の原点は、本当に医療の必要な人が必要なときに必要なだけ病院にかかれるということである。裏を返せば、医療を必要としない人は病院にかかるべきでないという考えも必要である。しかし、体調が悪いと感じている人が受診を遠慮しようなどとはけっして思わない。自分だけは優れた医療を受けたいと願っている。生涯にわたって病院と無縁な人はほとんどいないと思うし、だから無関心を決め込んでいないで、国民全体の取り組みが必要なのである。

そうでないと、医師はやる気を失い、医学部を目指す学生は減る。国は保険システムを破綻させ、患者は無理なサービスを強要する。病気の人は増え続けることになり、将来はすべての国民に最高の医療を提供できる時代ではなくなる。その結果、自分だけが良い医療を受けたいと願う患者で病院は混乱する。これをどう整理するかというと、支払い能力の差であり、やはり金ということになるかもしれない。

「金持ちは優れた手術を受けられるが、貧しいものは拙い手術で我慢しろ」ということになる。国民は否でも応でも階級の差を思い知ることになる。そんな時代がやがて来る。社会制度の欠陥を補正するのは、結局は国民の力である。解決しなければならないのは、結局は私たちである。

医師になろうとしている君たちに再度伝える。医師はそんな矛盾と葛藤の中で、何かしら社会的責任を果たす義務を課せられる。たとえば次のような事件は、普通の病院の産科で日常的に起こっている。

間もなく出産を控えている妊婦が急に「頭が痛い」と言い出した。妊婦は経済的な事情もあり妊婦検診をほとんど受けていなかった。旦那は近くの病院に電話したが、「今、満床でベッドが空いていない」と言われた。すぐに救急車を呼んだ。救急車の隊員はかたっぱしから周りにある病院に電話をかけた。「今、他の患者を受け入れたばかりで手が離せない」、「満床だ」、「うちは産婦人科のベッドがない」と断られ続けた。

最終的に県外の病院にまで電話をかけたところで、やっと受け入れられる病院がみつかった。そこまで救急車は走りに走った。到着するまでにたっぷり三時間が経過した。その間の患者や家族、救急隊の心情はいかばかりであったか。

その病院に到着した頃には妊婦はほとんど息をしていなかった。宿直をしていたのは、卒後三年目の研修を終えたばかりの産科医一人であった。医師と看護師は必死の治療をしたが、母子ともに死亡した。やり場のない怒りを感じた旦那は、なんとその県外で受け入れをしてくれた病院を訴えた。「まだ息をしていたのにどういうことなのか」と、救急処置に問題がなかったのかということを巡って争われた。マスコミはこぞって医療事故を報道し、その病院の医療体制の不備を叩いた。

さて、こんな痛ましい事件をどう思うであろうか。責任はどこにあるのかを考えてみてほしい。救急処置の手際の遅かった医師と看護師が本当に悪いのか？　受け入れを拒否した近隣の病院なのか？　救急隊と各病院との連携のまずさなのか？　医療費を削減し続ける日本政府なのか？　この状況を放置する厚労省なのか？　各病院に当番制を持たせない地方自治体なのか？　そんな政府に選挙で投票している国民なのか？　マスコミの力が政府を動かせないことなのか？　訴えた患者遺族が非常識なのか？

その答えは、〝すべての責任〟である。

しかし、遺族の怒りは収まらない。このなかでもっとも怒りをぶつけやすいところははたしてどこであろうか？　そう、最後に受け入れをしてくれた病院の医師なのである。患者遺族は、そこ以外に怒りをぶつけられる方法も場所もわからないのである。

今のままでは、悲劇はこれからも続くであろう。救急の現場が悲鳴を上げている。制度の見直しがなければ、日本中の病院が救急医療から撤退する。困るのは日本中のすべての人々である。

書類作成のための医療

最近の医療は本末転倒な部分が目立つ。君たちに、医師の抱える悩みをひとつ紹介しておく。それは、昔に比べて記載しなければならない書類の数が格段に増えているということである。入院診療計画書、退院計画書、入院証明書、介護保険医師意見書など挙げるときりがない。純粋に医療にかける時間以外に、余計とは言わないが書類作成に忙殺されている。そして、その最たるものは〝同意書〟、あるいは〝誓約書〟のたぐいである。昨今、インフォームド・コンセントが浸透し、病状説明を詳しく行わないと医療の質の向上が図れないとされている。

同意書とはすなわち、医師の説明に納得していただいた場合に、そのことを書面にしたためようというものである。私自身は、契約を交わすようで何となく医療に馴染まないような気がするが、今日の医療情勢を考えれば、医療内容を証明する手段として書面を残すということは、やむを得ないということであろう。大きな手術であれば同意書を得るということがあってもいいと思うが、造影剤やら小手先だけの処置、血液製剤投与前、あげくは、検査にも必死に同意書を取ろうとしている。最近では、入院ベッドの空きを確保していくために、「入院の必要性がなくなった場合には、速やかに退院します」ということを記した誓約書も運用され始めている。

医療に危険は確かにつきものだ。手術はもちろん、処置や検査においても副作用や合併症の危険性が必ずある。そして、同意書には、必ず「ショックなどが起これば生命の危険性を伴うこともあり得る。その際には、臨機応変の処置を取る」などと書かれている。同意書を受け取った患者は、はたしてどんな気持ちであろうか。「ああ、これでショックになっても安心だ」などとはけっして思わない。むしろ、「そんな怖いことが起こり得るのか。絶対にそんなことにしてくれるなよ」と思うはずである。

こうした同意書なんてものは不測の事態を起こした場合の、医師の責任逃れの軽い約束（書面ではあるが、口約束ほどの効果もない）にしか過ぎない。こんなものを熱心に「取った、取らない」と言っている暇があったら、ショックに備えた治療マニュアルでも読み返したほうが余程役にたつ。実際、手術後に不測の事態で訴訟になったケースで、同意書がどの程度威力を発揮するかというと、まったく意味をなしていないことが多い。

「いい加減、いざという時に何の役にも立たないような書類の作成はやめてくれ」と言いたい。そんなことを言うと、「危機管理に対する意識が足りない」と攻められることも予想されるが、結局同じような書類を何通も書いているだけで、「またか」と思ってしまう。それよりは、一通を精魂こめて書くほうが余程いい。

さらにひどいのは看護記録である。あまり悪く言うつもりもないし、それ自体悪いことではないが、患者の日記帳かというくらい克明に記されていることがある。一方では、よく観察しているなと感心もするが、やはり言いたいのは、ひとりの記録に三〇分かけるのであれば、その三〇分を患者との対話に使ったり、極端かもしれないが、場合によっては手を握ってあげたりしたほうがどんなに患者は癒されるか。看護師に聞くと、「訴訟になったら、記録してあるかないかで全然違うでしょ」と言う。

書類に忙殺されて、患者のところへ足が向かないのは本末転倒である。「ナースステーションにはお医者さんがいつも一杯いるのに、なんで私のところには二、三分しかいてくれないのだろう」と患者はいつも思っている。君たちも医師になったと同時に、書類の書き方やその際の説明方法などを徹底的に指導されることになる。そのときにある種の違和感を覚えるものがいたとしたら、私の言っている意味がわかったということであろう。

破綻しかけている医療に対して、変革の原動力となるものは何だろうか。医療改善に向けた検討会やシンポジウム、学会活動、医療政策、患者の草の根運動など、確かにこれらによって少しずつではあるが変革の兆しがうかがえるようになった。しかしやはり重要なのは、医師たちの意識変化と環境づくりであることは間違いない。書類作成が医療環境を良くしているとは思えない。

患者や行政は、医療事故は防げるものだと思っている。私たち医療側は、医療事故は必ず起こるものだと思っている。この認識のギャップは永久に解消しない、解消しないとしたらこれを和らげるものは信頼関係しかない。それがないから「医療事故を警察に届けるべき」という筋違いな認識が生まれてくる。「危険な医療に同意してもらうには書類による契約が必要である」という考えが蔓延してしまう。誤解のないように言っておくが、私は何もリスク管理を否定するものではない。当然そうした管理は絶対に必要である。ただ、「信頼関係の構築の前に、リスク管理だけを優先させても意味がない」、また、「そうしたことばかりを義務付ける医療制度に矛盾を感じないのか」と言いたいだけである。

認識のギャップについてもう少し詳しく述べておいたほうがいいであろう。現在の医療現場において、多くの病院の医療者が感じていることを示しておく。少々極端かもしれないが、多くの医師が少なからず感じていると思われることを述べる。

患者は、現代の医療行為は万能であり、検査を組み合わせればあらゆる病気は発見でき、適切な治療を行えば人が死ぬことはあり得ないと思っている。医療には、危険や賭けを伴ってはならず、一〇〇％の安全が保証されなければならない。善い医師の行う医療では有害なことは起こり得ず、有害なことが起こるとすれば、その医師は非難され、訴えられるべき粗悪な医師である。その場合患者は被害者として扱われなければならない。医師や看護師は、労働条件がいかに悪く過酷であろうが、奉仕するのは当たり前で誤ってはならない。患者の要求をあらゆることに優先させる義務がある。医療過誤や医療事故はシステムや組織の問題ではなく、医師個人の善悪の問題だと思っている。患者の不利益は医師・看護師の不注意や未熟な医療行為によって生み出されるものだと思っている。

一方、医師は、医療はとても危険なものであり、限界があると思っている。同じ医療を行ったとしても、患者の背景や体質、治療への反応性も違い、同じ結果が得られることのない、とても不確定で不確実な行為だと感じている。もちろん、患者に対し最善を尽くそうと考えているが、適切な治療をしたとしても、完全に治っていく患者はごく一部だと思っている。一〇〇%安全な医療などあり得ない。それどころか、手術などの多くの医療行為は、結果的に患者に傷害をもたらすことが少なくないと感じている。

患者やその家族の中には、「人は皆死ぬ、しかも時々は原因がわからず急死したり、手を尽くしても若くして死んだりすることもある」ということをイメージできない人がいる。医療者が、たとえ万全を尽くしたとしても不満を持ち、さらに少数は攻撃的になり、医師や看護師を責め立てる。このような時、医師は大変疲れ、傷つき、絶望する。

もちろん、ほとんどの患者は私たちを信頼してくれている。こうした人たちはほんのごく一握りであり、うがって見れば、医療費の払えない人が過剰に医療不信を叫んでいるだけなのかもしれない。医療の実態が明らかになるにつれて、確かに一昔前に比べれば、あちこちで医療問題について議論されるようになった。それによって、医師不足や医師の過労に関する問題は定説化しつつある。あまりに非常識な医療者バッシングは減ったと思われる。しかし、医療問題が解消される方向に向かっているかといえば、けっしてそうではない。一時期よりは、多少医療問題の議論が目立たなくなったのは、そういうことが当たり前になっただけである。もっと言えば、私たちは逃げただけである。

患者の無理な要求を支持するマスコミや警察、司法から不当に攻撃されていると感じた医師は、労働意欲を失い病院から離れた。多くの新人看護師が、医療事故の当事者になることを恐れて病院を辞めた。危険を伴う治療方法を取らざるを得ない外科医は激減した。これからは、書類作成に基づく契約医療がさらに加速する。もしかしたら、医師に白衣は似合わない時代になるかもしれない。

なぜ急患の受け入れを断るの?

君たちはまだ、医療の現場がどういう環境なのかを知らない。だから素朴な疑問が湧くと思う。この章の最後には、そんな質問に率直に答えてみたい。

①なぜ救急の患者を断る病院があるのか？

「緊急事態なのだから、とりあえず患者を受け入れて応急処置しなさい」という要求と、「人の命を扱う以上、とりあえずなどということがあっていいはずがない。いつでも完璧に治療しなさい」という要求との、残念ながら同時には成り立たない二つの要求を突きつけられるからである。

無理に二つの要求を満たそうとして、もしものことがあった場合には犯罪になってしまうという司法の判例があるからである。そうなると、「だったら初めから無理してまで受け入れない」ということになる。しかし、これは「受け入れ拒否」ではなく「受け入れ不能」なのである。

救急の患者一人に対して一人の医師のみで対応できるなら、医師不足はそれ程深刻にはならない。重病患者が一人担ぎこまれた場合には、あっという間に五、六人のスタッフの数が必要になる。そんな患者を何人も同時に収容できる程のマンパワーを誇る病院などないということである。

②なぜ「専門外だから」が断る理由になるのか？

医師法第一九条には「診療に従事する医師は、診察治療の求があつた場合には、正当な事由がなければ、これを拒んではならない」という応召義務を定めた条文が存在する。つまり訪れる患者を拒んではいけないという法律である。正義感もあるが、本当のところはこの法律が怖いから、専門外でもなんとか患者の診察を引き受ける。

しかし、こともあろうに、最近の医療では、不十分な態勢で患者を受け入れた場合において、結果が悪ければ非難される時代になっている。義侠心を出して手薄な態勢で引き受け、患者が不幸な転帰をとった場合には「引き受けたほうが悪い」とバッシングの的になる。「なぜ、もっと万全の態勢の整った医療機関に送らなかったのか」と厳しい批判に曝される。批判は単なる言葉だけの問題ではない。莫大な賠償金付きの訴訟が待っている。また、訴訟になればマスコミからのリンチのような社会的制裁も待っている。そんなものを受ければ病院の存亡に関わる事態になりかねないし、担当した医師は医師生命を断たれる。

この十字架については、医療者であれば既に常識化している。患者のために医師の使命感に燃え、無理を承知で引き受けたものが破滅する恐ろしいシステムである。この十字架は都市伝説のたぐいではなく、司法の場で繰り返し断罪され、立派な判例となっている事実である。

③ベッドがないのであれば部屋の隅や廊下で治療すればいいではないか?

戦時中ではあるまいし、廊下に寝かせておいて満足する患者などいない。たとえ苦しがっている本人は納得したとしても、見舞いに来た親類縁者は、それをけっして許さない。突然の電話で駆けつけた親戚は病院の事情など知る由もない。「患者本人のために一肌脱いでやろう」という気持ちが働くのかもしれない。病院における理不尽な要求は、本人からよりも、実は遠い親戚からのほうが多いのである。

そもそも、「ベッドがない」と言われているが、病院でいうところの〝ベッド〟とは、心電図モニターや酸素マスク、痰を吸引できるシステム、看護師の目の届く範囲の部屋とナースコール、それらすべて込みである。そして何より、それを管理できる医師や看護師の存在である。もはや〝ベッド〟というより〝設備〟と言ったほうが適当である。

④応急処置してから、他の病院に移すことはできないのか？

医師は収容した後のことを当然考える。今、ここで患者を収容して応急処置をしたとしても、自分の手に負えないとわかったら、転送先は誰が探すのか？、転送先を探している間に悪化したらどうするのか？、転送には誰が付き添っていくのか？、そもそも移せる病院があるのか？、という問題が立ち塞がる。

自分の技術では、なす術もない病気の患者もいる。大きな外傷や心筋梗塞、クモ膜下出血、大動脈瘤破裂、産科疾患などは、私には「まったく」と言っていいほどできることはない。これらは「一刻も早く専門医に送ること」、それ以外に対処のしようがないという病気である。どんな病気の患者かわからないで受け入れた場合に、応急処置のつもりが生命を懸けた処置に発展することがある。専門でない医師が、そんな修羅場をくぐれるはずがない。こうした問題を解決しな

JCOPY 498-00994

い限りは、たらい回しはなくならない。

⑤ドクター・ヘリをもっと導入すれば助かる命も増えるのではないか?

最近何かと話題のドクター・ヘリである。ヘリを運用するにも、周囲の建物が邪魔で安全に飛べなかったり(ビルに激突、民家に墜落などの危険性がある)、ヘリポートを建設できる病院が少なかったり、騒音問題で導入を反対する住民がいたり、消防と医師の連携がまずかったりなど単純にはうまくいかない。

また、こんな話も伝え聞く。高速道路本線上への着陸が、道路公団から許可されない問題がある。二次災害の恐れや障害物の存在などが不許可の理由だが、そのためにヘリは事故現場から遠く離れたサービスエリアなどへの着陸を余儀なくされる。東名高速で四人の死者を出した多重玉突き事故があったが、二機のドクター・ヘリが事故現場の上空に到着したものの、路上着陸の許可がおりないために一〇分間も上空を旋回し、結局一〇〇メートルも離れた空地に着陸せざるを得なかった。人命救助に来て近づけないのではやる気を失くす。

さらに、現実的な最大の問題はやはり金である。県や自治体に金がなければ運用できない。一年に最低一億円くらいはかかるようである。もっともヘリがあっても、その先の受け入れ病院がなければ、こんな先端的な設備もまったく意味をなさない。

⑥リアルタイムでベッドの空き情報のわかるネットワークシステムを作ればいいのではないか？

いくら良いシステム、良いネットワークを作っても、医師の診察スピードが上がるわけでもなく、治療や手術がうまくいくわけではないし、患者が早く退院できるわけでもない。もちろん、患者を診るための設備が増えるわけでもない。このため、根本的な解決とはなり得ないことは、誰の目から見ても明らかである。

また、東京にはそれに近いシステムが既にあるのだが、病院側にシステムを操作するマンパワーが足りないために、空き情報をリアルタイムに更新することなどできない。当然、「絵に書いた餅だ」ということである。そもそも病院を潰しておいて、慌てて残った病院の効率性を高めるためにＩＴを構築するなど本末転倒である。「その金を病院の維持に使え」ということである。

⑦一〇件以上も患者を断るということがあるのか？

「いくらでもあり得る」ということである。多くの救急が、マンパワー不足やキャパシティ不足のために慢性的に疲弊している。患者のニーズに追いつけず、常にパンク寸前の状態に陥っている。過重労働で医師が倒れたり、燃え尽きて退職したりして、救急を辞める病院が続出している。過去五年で四三〇カ所以上は減っている。特に、救急最後の砦である〝三次救急〟が減っていることが深刻な問題となっている。わが大学病院においても、急患の多いシーズンには三人に

JCOPY 498-00994

一人程度の入院をお断りしている。

一つの病院が救急から撤退してしまうと、その病院が受け入れていた患者が他の病院に流れ込み、病院のキャパシティをオーバーして受け入れ不能という、〝受け入れ不能のドミノ倒し状態〟に陥ってしまっている。今後はもしかしたら、たらい回せる病院すらなくなり、救急車の立ち往生という事態もあり得るであろう。


以上、疑問に答えたつもりである。

今日、明らかにされている医療問題は、すべて今までのツケである。日本の医療がこれだけ混乱しているのは、制度の問題もあるであろうが、関係者が本音を語らなかったからである。命に関することをそう易々と口にすることはできないこともよくわかるが、この日本の医療をどうしたいのか、どういう方向に向かわせたいのか、そうした方針が見えてこなかった。

「医療や保険にはこれ以上金をかけません。経済成長に使わせてください、従いまして医療者や患者にとっては厳しい状況が続きますが我慢してください」と言われれば、納得はできないが理解はする。「暗黙の了解でお願いします」ということではもう立ち行かない。病院や医療者に福祉の最終的なツケを持ってこられても何も解決しない。

第二章

医師を目指すには?

医学部を諦めるな！

医学部の学費は国公立と私立の差が大きく、日本私立医科大学協会によると、医学生が六年間で支払う納付金（学費）の平均は国立大が三五〇万円であるのに対し、私立大は一〇倍近い三三五七万円とされている。

負担額が少ない国公立大でも入学金は三〇万くらいで、年間授業料は五十万程度である。私立大では入学金は一〇〇〜二〇〇万、年間授業料は二〇〇〜三〇〇万、さらに施設費などが二〇〇〜七〇〇万と負担は大きい。医学部では医師として自立できるまでの修業年限は長く、教科書や実習費用なども他学部よりはるかにかかる。在学中は貸与という形で、卒業後の一定条件をクリアすれば返還免除となる自治医科大学や産業医科大学などのケースもあるが、私立大の場合には、六年間の学費だけでも二千万から四千万円台という巨額な費用がかかり、中には五千万円程度の金のかかる大学があるというのも事実である。

安くても数千万円などと聞くと、普通の金銭感覚の家庭であったのならば驚いてしまうかもしれない。「五千万円なんかわが家の家計ではぜったい無理、やはり医者は金持ちしかなれないのか」と思うのではないだろうか。

確かに私立医大に入学する子女の多くは、親が医師であることが多い。しかし、だからと言って、「医者の子供が医者になることは望ましくない」と非難されると、そのことに関しては少し違和感を覚える。

誰でも幼少時代には、かかりつけの医院が近所にあったと思う。風邪をひいたり下痢をしたりした場合には、すぐにかかることができたのではないか。ワクチンなどを射ってもらったり、中には盲腸（虫垂炎）を発見してもらったりして、近くの大きな病院に紹介された人もいるであろう。私の町にも、近所にそうした住民のことを把握してくれる開業医がいたものだ。その先生が老体を理由に突然廃業されたとしたら、それはそれでその町の住民は困るのではないか。

子供の頃から通っている〝かかりつけ医院〟の先生が、あるとき息子の代になっていたなんていうことはよくあることである。地域にとって町医者という存在はなくてはならないわけだから、「親が医者だから」という理由だけであったとしても息子や娘がきちんと医師になってくれれば、それはそれでとても安心なのである。後継ぎのいない医院は、廃院するしかない。町からかかりつけ医が一人減るということなのである。

もちろん、こんなご時世だから新しく開業する医院もあるかもしれない。しかし、突然別の医院を紹介されたとしても、これまで以上に信頼できる医師に出会えるかどうかは何とも言えない。親の代から通院する患者を二代目の若先生がカルテごと引き継いでくれれば、それはそれでひじょうに安心なのである。

ちなみに私の父は医師ではなかったので（獣医師であったが、医師の暮らしぶりや仕事の内容とはまったく違っていた）、今さら地元で開業しようなどということはまったく考えていない。町医者として新規参入し、地域に根付いている先生から患者を奪おうという気にはなれない。

教育の二極化という言葉を最近よく耳にする。豊かな家庭の子供は、私立の中高一貫教育の学校に進学し、塾や家庭教師により優れた教育を受けることができるが、貧しい家庭の子供はそうしたことができない。つまり、金持ちの子は恵まれた教育環境の中で学力を身に付け、偏差値の高い有名大学へ進学することができるが、貧乏な子にはそれが叶わないということである。おのずと社会的な地位に格差が生じ、このことによって階層化が進み、それが固定化していくことが懸念されているのである。

〝固定化〟という現象が、とりわけあおられているようにも思える。金持ちや尊敬される人が社会的に優位に立つということは昔からあったし、豊かな家庭の子の親が教育熱心で、学費を払って設備の恵まれた私立高校に通わせるということも昔からのことであったと思う。一方で、貧しい家庭では、その意識が低かったということも同じである。教育環境の差異なんてものは昔からあったし、貧乏が二世代続いたからといって固定化などと決め付けるのは大袈裟のような気がする。私の医師仲間にも、父親が農家や酒屋、サラリーマン、弁当屋などという奴はいくらでもいる。

子供を医学部に入れられない親に言いたいのは、私が言うのも本当に生意気かもしれないが、「そんな弱腰でいいのか」ということである。戦中、戦後の混乱時期に私の父は、なけなしの金をはたいて私立の獣医学部に進学させてもらったようだ。「俺（父）が大学に行けたのは、兄貴が牛の乳搾りで稼いだ金があったからだ」と話してくれた。昔の人は仮に家が貧乏であったとしても、親や兄弟が教育熱心であったり先見の明を持っていたりすれば、どうにかやりくりして大学に通わせていたのだと思う。

今、重要なことは、貧しい家庭の子供が行くしかない公立学校のカリキュラムや指導方法が問題で、もっと言えば親の教育方針に粘り強さがないということである。もっともそういうことが原因で、過度な教育を期待する親が増えていることも事実で、モンスター・ペアレンツなどという言葉も登場している。医療と同じように教育の現場にも問題が絶えない。

そうは言ったところで、逆な話もさせてもらう。「社会的地位の高低は金の問題で決定されるものではない」と主張したい一方で、金持ちしか高学歴を持てないような時代になれば、それはそれで、もしかしたら「学歴は金で買うもの、あるいは買えるもの」という風潮になるかもしれない。

車庫に高級車が何台も並べられている家や、高級ブランド品ばかりを身にまとう人間は嫌味くさい。そうした人種に対して、多少の羨ましさはあるが、自分の美意識と一致するかしないかはその人次第であろう。〝偏差値の高い大学は高額商品で、金で買えるもの〟という社会的合意が得られれば、本当にできる人たちは、もしかしたら東大や慶応には進学しなくなるかもしれない。

「私立医大の学費を出してもらった分際で偉そうなことを言うな」という声が聞こえてきそうであるが、私が医学部を志した時点で、両親はいろいろなことを画策し、学費を捻出してくれた。「父の退職金の大半が学費に流れた」と後で聞かされた。それには感謝の言葉しかないが、「学費がない」というのは、単に親が子を良い大学に入れることのできない言い逃れのようにも聞こえる。

「うちの子なんてとても医学部は無理です」と言っている親から感じることは、子供の可能性を既に諦めてしまっていることである。もっと失礼なことを言えば、教育を施すことを放棄してしまっているのではないか。厳しい言い方かもしれないし、私にそれを言う資格はないかもしれないが、正直医学部に入りたいのであれば、親にもそれくらいの覚悟や準備が必要である。

私のまわりで、医学部に子供を入れている親はどういう人かというと、夫婦共稼ぎや自営によって年収が医学部の学費の二倍くらい稼いでいる人、家を担保に銀行で教育ローンを借りている人、学資保険に入っていて子供が一八歳のときに一〇〇〇万円位借りられるようにしている人などである。要は夢を実現する準備である。結局貧しい家庭では、身も蓋もない結論かもしれないが、そうした将来の展望を描けないということが最大の固定化の原因であるような気がする。大して準備もしないで〝固定化〟なんて言っているようでは、子供の将来のお先は知れている。もちろん、親が受験するわけではない。君らも両親の負担を減らすための努力が必要だ。本当に生意気なことを述べさせてもらったので、不快な気持ちになった読者も多いであろう。だが、私は何も非難しているわけではない。むしろ、「金銭的なことを理由に医学部を諦めないでくれ」と言いたいのである。医学部を目指す親子にエールを送りたいだけである。

医学部合格を目指して

医学部に合格するためには、「成績が優秀であることは当たり前で、元々頭が良く、まずもって勉強ができて、偏差値が高くなければならない」と思われているかもしれない。確かにそう思われても仕方がない。その理由のひとつは、やはり競争率の高さにある。大学の定員割れが相次ぐ中で、医学部だけは受験者数がほとんど減少しておらず、むしろ、私立医大の受験人口は増加している。一八歳人口が減少の一途をたどる中において、医学部志望の増加は他の学部では考えられないことである。

この理由は何か？　漠然とした社会不安から医師を目指す人が増えたという単純な理由に加えて、ひとつには社会人に対して医学部受験の門戸が開かれたことである。学士編入学など、社会人や文系出身学生が医師になれる道筋もできてきた。昔のように頭でっかちで知識を詰め込んだだけの受験生を医師にしていたのでは未来はないという危機感の現れなのかもしれない。

さらに、浪人生が年々力を増してきていることもある。医学部では現役生と浪人生の合格者数が拮抗していると聞く。浪人生の割合が現役生を上回るところさえある。つまり、これら現役生以外の受験生が志願者数を押し上げている。

そしてもうひとつの理由は、昭和四〇年代に設置された、いわゆる新設医大卒の医師の子女が受験期を迎えているからである。このことも見逃せない大きな要因である。医学部受験者数は減らないどころか、当分の間は増加していくと考えられる。すなわち、競争率はますます激化していくことが予想されるということである。

したがって、〝競争率三〇倍〟などと聞くと怖気づいてしまうかもしれない。「クラス全員が受けたら一人か二人しか受からないのか」と考えてしまう。しかし、ものは捉えようである。医学部受験は合格しても他大の医学部に行ってしまうものも多いので、大学としては定員の軽く倍の学生を合格させている。だから三〇倍とは言っても、その時点で一五倍となる。さらに、受験生のなかには恐ろしく頭の良い連中がいる反面、箸にも棒にも引っ掛からないような輩もいる。絶

第二章　医師を目指すには？

対に受からない人たちがいることを考慮すると、実際の競争率なんてものはせいぜい五―一〇倍程度である。まだ高いと思われるかもしれないが、逆に言えば一〇人に一人は受かるわけである。

ただ受験というものは、合格した連中の最低点をとればいいのである。それはたいていの私立医大の場合、六―七割程度だったりするので、一〇人中一人に入らなければならないと考えるとひじょうに困難な感じがするが、「目の前の問題に対して六―七割の正答を導け」と言われれば、けっして不可能なことではない。受験に受かるか受からないかのレベルなんてものは、所詮どんぐりの背比べなのである。

医師になる動機はさまざまであろう。医師という職業への憧れ、自分自身の闘病体験や肉親の死などをあげる学生が多いかもしれない。それ以外にも、親が医師である、金儲けができそう、やりがいがありそう、異性にモテそう、格好良さそうだから、などさまざまであろう。

結論から言えば、医師になる動機なんか何でもいい。私の見立てでは、受験の動機が不純だからといって不適格な医師になるということは絶対にない。人間は変わる。どんな世界でもそうだと思うが、でも特に医療の世界では良き師にめぐり合うことが、その後の人生を大きく変えるきっかけになるものだと思う。自分の経験は後述するが、私がそうであったように。

医師になるための生まれつきの素質や才能なんてものは、あるに超したことはないが、基本的にはいらない。「優しい心」などと言ったところで、血を見ることが恐ろしいようでは医師は務まらない。「使命感」などと言っても、周りと協調できない奴は現場ではまず使えない。

私の経験だが、医師を目指して受験勉強をしていると、だんだん理想の医師像なるものが妄想のように膨らんでくる。白衣姿で医学書を持ってキャンパスを濶歩している自分に酔いしれたり、心臓マッサージをしている姿やメスを揮う姿が目に浮かぶようになったりする。そうやって皆、医師を目指すようになるのである。

医学部受験で必要な頭の良さとは、数学の問題を解くとか、年表を覚えるとか、英語の構文を理解するとか、そういうことも必要かもしれないが、そうしたものと、あえて言うなら「自分を最大限に活用する方法を知っている」ということである。「高校で習ったことなど世の中に出れば役に立たない」とよく言われるし、実際私もそう思っていた。微分積分や古典物理学ができても確かに医療には役に立たない。しかし、この受験勉強を乗りきらない限りは医師の道は見えてこないし、君たちに明日はない。

「高校の受験勉強は嫌い、将来役に立つかわからない」と言っていたら、医師の道は直ちに閉ざされる。それよりも、「今のこの努力は医学部に入るためのひとつの手段である」と割りきるべきなのである。自分プロデュースのための最良で最短の方法を実行できることが頭の良い人なのである。高校生に対して、「自分の将来にこだわりを持て」と言われてもピンとくるはずがない。「将来自分に何がむいているか」などを見つけることは不可能である。だから、とりあえず勉強してみて、行ける大学に行くしかない。医学部に進みたいと一瞬でも思ったのならば、私はそれを否定するようなことは言わない。医学部に合格するということは、自分を最短で活用できたということなのである。

受験勉強というものは知識をつけるということ以外において、人生で最初の自我を確立させるための一大イベントなのである。「親や友達、恋人は支えてはくれるかもしれないが、結局は自分ひとりで何とかしなければならない」ということを悟るための最初の事業なのである。

「受験勉強は社会では役に立たない」と息巻いている学生もいるが、それはわかりつつも結局はやらなければならないということに気付いている。そして、直接は役に立たないと思いつつも、勉強はそれを通じて得る思考過程、つまりものの考え方や論理の進め方を学ぶ場であろうということもわかっている。だから、結局どういう形にせよ未来のためにはクリアしていかなければならないのである。

さらに言わせてもらうと、役に立つかわからないものをやるのは意味がないと思っている学生がいたとして、「では役に立つことをやってみろ」と言ったところで、間違いなくできないであろう。役に立つと思っていたことが、将来本当に役に立つかなどは誰もわからない。だから、高校球児は甲子園を目指して白球を追うし、サッカー少年は国立競技場を、ラグビーでは花園ラグビー場を、ピアノではショパン国際ピアノコンクールを目指すのである。「将来役に立つか」なんて考えていたら、こうしたことに熱中する姿勢を全否定することになってしまう。先のことなどわからないから目の前のことに夢中になれるのである。

私が子供の頃に習っていたそろばんや習字が今の世の中で直接役に立つことなど考えられない。そろばんはコンピューターが、習字はワープロが代行してくれる時代にあっという間になった。だから将来の可能性として、普遍的に役に立つことは、結局のところ受験勉強くらいしか残らないのである。このことは高校生にでもなったら、さっさと悟るべきである。

数学を学んでおけば、将来きっと経済や金融を学ぶことに役に立つ。さらに自営業をはじめても、売り上げやバイトへの賃金の計算に役立つことは間違いない。もっと単純に考えると、効率の良いローンの組み方、保険の掛け方、定期預金の積み立て方、そうでなくとも詐欺に引っ掛からないための論理や商談で舐められないための思考などに役立つということである。数学ができないより、できたほうが世の中に出たときに有利であることはわかっているのである。

勉強についてもう少し別の考えを言うと、勉強なんてものは別にすべてを理解する必要はない。理解して知識をつけるということよりも、もっと大切なことは、「自分でわからないものは何なのか」ということを理解し、「わからないものに対してどう取り組めばよいのか」ということを考え、「そのためには、どこまで自分の頭を働かせることができるのか」ということを体験することなのである。そういう意味では世の中は、捨てたものではないが、結構甘くはないのだということを学んでおかなければいけないのである。

社会に出れば、受験勉強とは比較にならない程のレースが待っている。一般論で言えば、会社に勤めた途端にできないことを指示されることもあるし、ノルマを達成できなければリストラもある。それを避けるためには嫌いな人間と付き合わなければならない。理不尽なことで顧客に怒られるが、それでも謝らなければならない。毎日満員電車に揺られて会社に行かなければならないし、夕方五時になんか帰れることはほとんどない。飲めない酒に付き合わされることもある。風邪をひいても休むなんてことはできない。同じ仕事をこなしても給料の額はさまざまであるし、そもそも評価のされ方など明らかにされない。それが社会なのである。

受験というものは、同じ問題を解いてわずか一点差で涙を呑む奴もいる。そういう意味ではとてもフェアな競争である。医学部受験を目指している諸君たちにエールを送るとともに、受験勉強を通じて学ぶことは、社会に出るための準備体操に過ぎないということもしっかりと伝えておきたい。

医学部の勉強は難しいのか？

医学部に入学するのは確かに難しいかもしれないが、「医学の勉強はすごく大変で苦しいか？」という質問に対しては、私は「けっしてそんなことはないよ」と答えたい。

手術を覚えたり、検査手技を学んだりするなどの実践的な勉強が大変であるのは事実としても、医師になるための医学の勉強はけっして難しいものではない。それが私の持論である。もちろん、医学を突き詰めて考えれば、まだまだわからないことはたくさんあるし、研究にゴールはないが、医師としてやっていくだけの知識に限って言えば、医学はけっして難しいものではない。

それよりも、私にとって本当に難しい学問というのは、理論物理や純粋な数学であり、そのようなものをできる人こそが、本当に頭の良い人だと思う。『国家の品格』（新潮新書）で有名な藤原正彦氏の言うところによると、数学者は、何時いかなる時も数式のことを考えているようである。そうでなければ数学者とは言えないらしい。数学者は勉強するのが好きで、二四時間数学をしているのが当たり前の世界らしい。帰宅すれば医療から離れたいと考えている医師とは別世界である。

私の思う医学の勉強というのは、積み重ねられてきた過去の理論を体系立てて整理していくことである。つまり、案を練って想像力を巡らせて何かを生み出していくという学問ではない。受験生で数学や古典物理が大得意であるというような人は、医者などというケチな職業には就かないで、数学者や物理学者にでもなったほうが余程知的好奇心を満たせる。純粋に数学や物理が好きならばその道で才能を発揮させたほうがいい。日本人医師が医学の分野でノーベル賞を取ったことなどないのだから。

医学は、普通の頭があれば誰でも理解できる。むしろできなくてはならない学問であると思う。人間の体は確かに緻密かもしれないが、医師になるための医学が、複雑で思考の限りを尽くさなければ理解できないような学問では困る。医学の勉強がトリッキーな思索を凝らさなければ学べない学問だとしたら、それこそ能力の差によって提供できる医療の質にばらつきが生じてしまう。事実を事実として捉えられれば、それで学べる学問でいいのである。

考えてみれば当たり前のことで、人類が誕生してから今日まで、おそらく基本的な人体の構造は何ひとつ変わっていない。ただ体の仕組みについて新しいことが発見されていくだけである。既成事実を客観的に学ぶ学問でいいのである。

すなわち、医学教育なんてものは基本的な部分では何十年前と変わっていない。〝運動神経が大脳前頭葉から内包を通って脳幹へ達して、脊髄から末梢神経へ伸びている〟などということに何の考察もいらない。右の肺は三つに分かれ、左は二つである、心臓を取り囲む血管が三本ある、などを深く考えていても意味がない。医学に必要なのは知識かもしれないが、医療に必要なのはその時の想像力と判断力である。

だから医学の勉強などというものをそんなに恐れる必要はない。それよりももっと大切なことがある。君たちは今、「他の仕事より医者が有利である」と判断したから医師を目指している。いつか医療現場に立つ日が来るであろう。医学が医療へと昇華する瞬間である。そこで、自分の勉強してきた相手が実は生き物であったということに初めて気付く。その生き物たちは、一人ひとり別の感情を持っている。さらにやっかいなことに、彼らは〝口〟というものを有し、その感情を表現する。

「その病気にはこの薬の点滴が効く」ということを習った君たちではあるが、患者は、「点滴ではなく飲み薬で治療してくれ」と言う。「この病気の診断にはこの検査が有用だ」と習ったが、「この検査は痛いからそれ以外の方法で診断してくれ」と言う。「この癌の治癒率は一〇％以下である」と習ったが、「どうしても死にたくない、何とかしてくれ」と懇願される。

どういうふうに処理していいかわからない問題にいきなり遭遇して、その場で即断即決していかなければならない。習ったことを覚えておけば試験は合格できた。しかし、仕事場に出た途端に習っていないことについて即答することを要求される。これが医療である。

医学のすべての情報を記憶しておくことなどとてもできない。たとえば複雑な経過をとる患者がいた場合に、すぐに診断することなどできない。それは、それでいいのである。医療の基本は、「こうすれば診断に導けるかもしれない」と筋道が立てられればまずはいいのである。だから、「この分野のことは、こうした調べ方をすれば参考になるかもしれない」とか、「この領域はこの教科書に書かれていたことが有用かもしれない」ということを理解していればいいのである。

医師は患者を導くことができて、総合的にどうしたらベストな状況を作れるかを即断できれば、それで一応の役目は果たせるのである。医学をすべて記憶することなど所詮不可能である。だから医大生は、医療を行うにあたって必要な、手順の良い医学の勉強の仕方を、勉強しておくのである。

でも、だからこそ一線を超えていく学び方の面白さがあるのではないかと思う。医学の勉強というものは、本来、辛い思いをして学ぶようではいけない。また、医学を教育と称して詰め込んだり、厳しく叱責したりして学ばせるようなものでもいけない。人間は批判され、査定され、制約されることでそのパフォーマンスを向上するものではなく、支持され、勇気付けられ、自由を保証されることでその士気を高めるものである。優しい人間性を養うには、そうした考えが必要である。偏差値重視の学習を繰り返してきた君たちに、「医療は競争ではない、助け合いである」と感じさせなければならない。そういう医学教育をしなければいけないのである。

JCOPY 498-00994

そうは言っても現実的には、大学受験の勉強が終わったのも束の間、すぐに医学部での勉強が始まる。答えの用意された受験勉強から様相が一転する。これまで学んだことのないような科目が並ぶ。一般教養と称して、哲学や倫理、社会福祉学、医学概論などが始まる。人体解剖学、医科生理学、生化学、微生物学など聞くもの見るものすべて初めてである。

目の前に広がる膨大な医学の勉強に畏怖してしまう。暗記しなければならない勉強量に自分の限界を感じてしまうこともある。医学部の授業は確かに記憶しなければならないことが多い。解剖学では器官や臓器の名称を覚え、微生物学では呪文のような細菌名やウイルス名を覚えなければならない。〝スタフィロコッカス アウレウス〞なる用語を理屈抜きで記憶しなければならない。ちなみにこれは〝黄色ブドウ球菌〞というもっともポピュラーに存在する細菌名である。薬理学での薬剤名はカタカナの羅列である。病気の名前も、〝肺炎〞や〝がん〞などのように病名から症状が推定できるものはいいが、〝ヒルシュスプルング病〞や〝シャルコー・マリー・ツース病〞など人名が冠せられていた場合には、まったく症状など連想できない。

そんな中で、友人と一緒に勉強をしていて、「ここはどうしてこうなの？」などと質問して、「そんな理屈なんて知らない、ただ覚えるだけだ」などと言われようものなら、暗記の苦手な学生は途端につまずいてしまう。そういう状況に遭遇すると、「自分は医者に向いていないのであろうか」などと考えてしまう。医学部に限らず、多くの資格試験では最低限の暗記を要求されることは仕方がない。「視覚の中枢はなぜ後頭葉にあるのか？　心臓の部屋はなぜ四つあるのか？　腎臓はなぜ後腹膜臓器なのか？」そのようなことを、考え出したらきりがない。さらに細かいことを考えだすと時間が足りないし、その方面の研究者になるのでなければ、ある程度の丸暗記は仕方がない。

だからと言うわけではないが、丸暗記している人をどこかで軽視する態度も必要である。どうせ勉強をするなら、楽しめる勉強法を見出さなくてはいけない。暗記が苦手でも自分を卑下する必要はまったくない。確かに丸暗記で試験を切り抜ける人や、普段授業を聞いていないにもかかわらず記憶力が良いために一夜漬けで覚えて、定期試験をパスする人がいる。そのような人たちに対しては、「つまらない勉強をしているな」と感じるようでなければいけない。暗記の苦手な人は、せめてそう思うようにして乗りきればいいのである。

実際私たちは、医療のすべてを記憶しているかといえばけっしてそうではない（そんなことはできるはずがない）。でも、何とか医師をやっていけるのはなぜであろうか。

救急救命医や心臓外科医などは、緊急の現場でテキパキと指示を出し手際よく処置を行い、その場の状況に合わせて次々に薬を投与する。なぜそんなに薬を覚えているのか。はっきり言って、詳しい薬理作用などは覚えていない。ただその薬を使うことによって多くの人の命が救われることを知っている。使わなければ患者が死ぬかもしれないということを知っている。薬を使ってダメなら次はどうするかを知っている。ただ、それだけである。

何を言っているのかというと、一部の薬に関しては、作用機序を考える前に使わなければならないということである。丸暗記であろうとなんであろうと、知識が深かろうが浅かろうが、無条件でその判断力を使わなければならない時が来るということである。頭を動かす前に体を反応させなければならない時が来るということなのである。

医学部で求められること

私が医学生に勧めることをひとつ挙げるとしたら、「状況が許せば親元を離れて独り暮らしをしてみろ」ということと、「できればアルバイトやボランティアなどを経験してみろ」ということである。

早い話が〝独りで苦労する〟という経験が必要である。そのうえで、こたつに入って友達と一緒に解剖学を暗記する、泥酔するまで酒を飲む、悪酔いした友達を背負って家に帰る、異性について朝まで語り合う、もっと極端に言えば、年がら年中友達とくだらないことを熱く語り合いながら、酒を飲んでいるという生活が一時期は必要である。

全寮制の高校を卒業したものは別として、中高一貫教育と塾の往復で育ってきた学生は、そんな経験などしたことがないであろう。それを、「医学を学ぼうとする人間が不真面目ではけしからん、高い使命感を養わなければならない」などと、正論のみを振りかざしているから、他人の気持ちの理解できない堅い医師しか育たないのである。友達の泥酔を介抱したり、失恋の痛手を慰めてあげたり、キレやすい友達をたしなめたり、授業ノートを貸し借りしたり、出席の代返（代理返事）をしたりされたり、サークルや部活動でともに優勝を目指したりしなければ、一般人の感覚はわからないのである。

医学部に進学したら、大学人として大学という集団に巻き込まれる感覚が必要である。医大が医師予備校ではいけない。医学部の勉強が単に知識の詰め込みであっていいはずがない。医学部に進学した新入生にとって、六年生はすでに立派な大人である。なかには一まわりも違うような先輩がいたりする。医学部というところは、そうした中で人間性が培われていくのである。どうやって目上の人とうまくつき合うか、どうやって助け合うか、どうやって支援しあうか、どうやって一人では達成できないことを共同で成し遂げられるようにするか、そういうことに頭を切り替えて学んでいく場が、理想の医学部なのである。

JCOPY 498-00994

「医療は病める人のためにある」ということが大前提だが、重症の患者ばかりを診療していたら病院の経営は成り立たない。老人ばかりで病院のベッドが占拠されていれば、若い人がいざ病気になったときに入院できないというジレンマが実際に起こる。医療技術を磨くには経験が必要だが、下手な間は患者には申し訳ないが余計な負担を強いることもある。でもやらなければ上達しない。常に矛盾と葛藤とが医療の現場にはある。

私たちは、君たちに社会の中で弱いものを救うことが医師の仕事であると教えつつ、それでも個人としての発展を望み、成功と勝利とを目標にさせる。優勝劣敗のこの社会の競争ルールに異を唱えながらも、優秀な医師になるための競争原理を叩き込もうとする。その上で、今の社会を支配している市場原理に、社会というものは人と協働することで成り立つとも教える。

しかし、協同の中での自己研鑽という、そういう場に参加するための最低条件が備わっていない若者が増えていると感じる。おそらくは気の合う友達やサークル仲間と過ごす時間が増えたことにより、社会人などの多様な価値観の人たちとの接触が減ったことや、インターネットに頼る伝達方法が人とのコミュニケーションだと勘違いして過ごしてきたことなどが原因かもしれない。

自分を鍛えつつ協調性を重んじるスキルは、そう簡単に身に付くものではなく、圧倒的に怖い人の下でこき使われて初めて身に付くものである。通常は部活動の上下関係やアルバイトの人間関係、あるいは習い事などの師弟関係の中で、不快な思いをしながら学んでいくものである。これまでの進学校の中での生活で、そんなスキルが身に付いてきたとは思えない。

医師は、〝やりがい〟というものを、弱者や敗者に対する深い共感の中から見出さなくてはならない。だから、受験勉強だけをしてきた人間には、独り暮らしとアルバイトの経験が必要なのである。

昔の徒弟制度のようなことを述べたが、現在の社会環境が昔と違うことは私も認識しているつもりである。今の若者が最も嫌うことは、言ってみれば「根拠のない論理」の押し付けだと思う。いわゆる、昔ながらの「根性論」や「時代にそぐわない慣例」などがそれにあたる。頭ごなしに押し付けると、若者にはかなりのストレスを与えることになり、ムカつかれるだけである。納得のいかないことに柔順に従う若者などいない。

ただもう少し言わせてもらうと、そんな思考過程へと移った理由は、「理不尽な経験」が少なかったことが影響していると思う。つまり、受験でもテストでも、その手の勉強の場合「努力量」と「結果」はほぼ比例した。しかし、「努力と結果が比例しない」ということがしばしば起こるのが、これから君たちの遭遇する実際の医療の現場である。「せっかく努力しているのにダメだと言われるのはおかしいじゃないですか」と反論するが、「それはおかしいかもしれないが、現実はそうだ」という経験が乏しいまま社会に出てきてしまったということに原因があるのではないかと感じる。

だからと言って、私は何も「現代の若者は我慢が足りない」などと、決まりきったことを言うつもりはない。「今までのシステムの中においての賢い生き方が、そうだったのだ」ということである。学校で友達とうまくやるためのノウハウが、意に染まない理屈の受け入れ拒否だったのである。少数の気の合う仲間と共生体を作るには、納得のいかない他集団からのプレッシャーを排除する必要があったのである。「うちのグループはこういう好みや興味で一致して動いているが、そっちはそういう考えなのでしょ」ということで、他の集団の好みや価値を受け入れようとしてこなかったからである。

ものの価値が多様化している今の世の中で、理不尽なものを我慢してまで受け入れる必要などなかった。だから、少しずつそのギャップを埋める感覚を養えばいいのである。


ちなみに私は、大学時代から独り暮らしをして、イギリスでも一年半独りで暮らしていた。一言では言い表せない苦労があった。一番せつなかったのは乗っていた自動車のトラブルが相次いだ時であった。一六万キロを走行したカローラを譲り受けていたのだから、当り前かもしれないが、ラジエーターの故障によるオーバーヒートで、エジンバラの郊外で立ち往生した。日本で言うところの、いわゆる〝ＪＡＦ〟を呼んだが、なかなか来ず、また、暴風によってガラスが大破したので、交換を求めて修理屋に行ったが型が合わず、転々と修理屋をたらい回しにされた。そんな経験は、たとえば急に体調を崩して救急車を呼んだが、病院の受け入れ拒否に会う医療問題と重なるようで、辛い思い出である。

人の有難み（あるいは、人にすべてを頼りきることのできない弱み）を知る上でも、独り暮らしは必要なのである。

やりがいのある仕事って？

社会に出てからの話だが、世間では仕事にやりがいを感じないという若者が増えていると聞く。「やりたいことがみつからず、とりあえず就職しましたが、やっぱり今の仕事にやりがいを感じません。転職しようかと思っています」などと漏らす奴がいる。説教する気はないが、「やりがいを感じないのは仕事だけか」と問いたくなる。

もしかしたら人生そのものにやりがいを感じていないのではないかと思えてくる。もっと言うと、「やりがいもなければ、愉しいことや悲しいこともないのではないか」と尋ねたい。世の中には本当に不幸な人もいるから、一概には言えないが、やりがいがみつからず、いわゆる自分探しをしている連中は本当に不幸なのかと聞きたい。

君たちは医師を目指している。冒頭からこんな批判をされると、「だから、やりがいのある仕事ということで医師を志しているのだ」と反論するであろう。確かに医師という職業はやりがいの面では群を抜いた職業かもしれない。しかし、「ただやりがいがあるから選択した」という場合における、落とし穴にも注意しなければならない。

やりがいを感じないまま仕事を続けるということも確かに不幸かもしれないが、仕事をするうえで本当に不幸なのは、やりたいと思う気持ちがすごくあるにもかかわらず、自分の才能や能力がそれに及ばないということを悟ったときなのである。あるいは、自分の努力だけではどうにもならないということを感じたときなのである。

たとえば、理想の医療を求めて、「こういう医師になりたい」と願ったとしても、必ずしもそのとおりにはいかない。特に医療なんてものは、一朝一夕に目標が達成されるものではない。病に倒れる患者を目の当たりにする。その度に挫折と絶望を感じる。想像を超えるほどの忙しさの中で、疲弊感と徒労感だけが残ることもある。そんな無力を感じ、立ち直れなかった場合のほうが余程不幸なのである。

私もこうして文章を書いていたりすると、つい「文才に恵まれたのかな」などと錯覚してしまう。調子に乗って書いているときは「自分は幸せだな」と感じる。しかし、私の文章なんかとは比べものにならない程の説得力や潤いに満ちた文章に遭遇することもある。日頃、自信を持って取り組んでいれば取り組んでいる程、そういうときの落胆は大きい。

やりがいがあると思っていた中で、突然自分の非力さを痛感し、それを認めざるを得ないと感じたときのほうが余程不幸なのである。やりたいことがみつからないことよりも、やりたいことがあったとしても、そのやりたいことに自分の能力がついていけないことを悟った瞬間のほうが余程、絶望が大きいのである。さらに言うなら、今の状況に不満を言っているだけの人間はもっと不幸である。

さて、世間で言うやりがいのある仕事とはいったいどういうものであろうか。最近で言えばクリエイティブな仕事ということであろう。思うにそれは、自分一人の力で成し遂げることができて、成し遂げた結果は自分だけが占有できるような仕事である。自分のやった仕事はしっかりと評価され、それがもたらす利益や報酬に関しても自分だけが独占できるような業務である。仕事の中にやるべきことを自己決定でき、その代わり結果についても自己責任を負う。だから、利益が得られればすべてを占有できる権限を与えられ、損失が出たとしても誰もリスクを負ってくれない仕事、それがやりがいのある仕事なのである。

それは、クリエイターやミュージシャン、スポーツ選手、タレント、デザイナー、作家、芸術家、起業家、ITやベンチャー関連、お笑いであったりするわけである。少し考えればわかると思うが、ではそうした世界で活躍している人たちがいきなりやりがいを見つけられたのかといえば、けっしてそうではないであろう。

確かに、こうした世界の人間のごく一部が、たぐい稀な才能を一気に開花させ、サクセスの階段を駆け登っていったかもしれない。しかし、こうした人たちを羨《うらや》む安易な幻想が、やりがいの気持ちをおかしな方向に導いてしまうのである。努力に見合う報酬を独占したいと願う気持ちはわからないではない。しかし、そのやりがいというものは、自分の努力や技術といったものの対価として存在していくものであり、環境や周りの変化、気付きだけで与えられるものではけっしてないということを悟る必要がある。

創造的で個人的な仕事というものは、ごく限られた世界であって、医療というものは九九％集団作業である。個人の能力が直接自分の報酬として返ってくるわけではない。むしろ個人の努力は、ほとんどの場合組織（この場合病院）に吸収されてしまうのである。病院では、どんなに働いたとしても働いた分に見合う報酬なんてものは所詮望めない。そういう仕組みになっているのである。儲けた分をすべて医療者の給与に還元していたら、値段のあってないような高額な医療機器の購入や修繕費などには回せない。病院の勤務医のほとんどが、給料は安いと感じている。

医師なんてものは、経験値は上がっても、自分の仕事がしっかりと正当にクレジットされていく業務ではない。ましてや余分な報酬などは望むべくもないのである。

この世の中の仕事のほとんどがそうであるように、ある人が朝早く起きて会社に行き、パソコンを立ち上げてメールをチェックし、仕事の段取りを考えて、営業に回り、商談を取り付けて、ものを売って給料をもらうために、別の人が、朝早く起きて会社に行き、パソコンを立ち上げてメールをチェックし、仕事の段取りを考えて、営業に回り、商談を取り付けて、ものを売ってお金を貯めているのである。世の中で行われているほとんどの仕事が、誰かの利益のための仕事なのである。

では、逆に本当にやりがいのない職場というのはどういう環境であろうか。医師だって病院を転々と変えるわけにはいかない。多少労働環境が悪かろうが、そこで何とか妥協して仕事をしている。その結果何が生ずるかといえば、荒廃した病院においては、多くの場合自己主張かかき乱しである。

どの業界でもそうかもしれないが、医療者の中には不遇に耐えられないものが一定の割合でいる。低賃金や重労働、管理者の無策、人間関係など理由はさまざまであろうが、そんな人たちの行動原理は、給料分をけっして超えない労働である。労働に対応して給料がついてくるとは考えない。常に給料以下の仕事でまとめようとする。そして、さらに次の行動は、周りを巻き込んだ不遇の増幅である。不満に対する自己主張と他人の同調を求めてのかき乱しである。ある意味合目的的な行動であるが、そんな人間の多い勤務地でやりがいを見出せと言っても確かに無理である。

これからの医療を考えた場合に、後述するが、どういった医療を提供していくかということを巡って競争社会に突入する。医師として、病院として、色を出していかなければ、信頼に足る診療体制は築けなくなる。しかし、その際に医師同士、あるいは病院同士で対立して、お互いにいがみ合ってはいけない。やりがいがないと思っても、医療者間で非難しあっていては絶対にダメだ。そうなれば敵の思うツボである（敵とは一体誰なのか？　医療費を抑制したい国や行政なのか、それともそんな医療環境を理解してくれない世間なのか？）。

協働作業を実行するための人間の行動は、まず集団に馴染むというところから始まる。私もイギリスの留学先で最初にとった行動は、メンバー全員の名前を書いてもらうことであった。それによってコミュニケーションのきっかけを掴もうとしたのである。

個人個人で行動してきた受験生が、大学医学部でまず身に付けなければならないことは、身体を分かち合うという原点に戻ることである。まず同僚たちと集団を形成して、彼らと呼吸を合わせ、感覚を共有して、ひとつの共生態を作り出す必要がある。そのうえで個人として振る舞わなければならない。医学部に入るとわかるが、入学当初はとても個性的な人が多いと感じるが、すぐに共同的な動きを模索し、仲間とあまり変わらないような動きをするようになる。そうした行動にうまく移れるかが鍵である。

「個性を抑えろ」と言っているわけではない。「型を覚えてから自分を開花させろ」ということである。医療現場は競争の場ではなく協働の場なのである。個人的に能力が高くても集団のパフォーマンスを上げることのできない人は受け入れられない。

自分一人の力で成し遂げることのできない医療は、けっしてクリエイティブな仕事というわけではない。成し遂げた結果を自分だけで占有できるような仕事でもない。もちろん、個人個人で技術を磨くことは大切だが、クリエイティブ的なやりがいを想像していると大きなギャップを感じてしまうかもしれない。そのあたりをしっかり認識しておいてもらいたい。

医学・医療の学び方

「医師は一生勉強だ」とよく言い聞かされる。もちろん、その意味するところはわかる。医学や医療は日々進歩しているのだから、それらを学び続けることによって、患者に最良の医療の提供を目指すというものである。

大学合格への受験勉強と医学部での勉強、それから医師になってからの勉強というものに違いはあるであろうか。結論から言えば、基本的な違いはない。教科書（医師になってからは、最新の医学情報の書かれた〝文献〟というもので勉強する）を読んで理解して、それを応用して実用する。ただそれだけである。しかし、勉強のスタイルを変えていく必要はある。


この際だから大人の勉強の仕方を教えておく。わかりやすいところから話すと、医大生などでよくやるのがグループ学習である。グループを作って何人かで勉強するときは、集まるときに一人ひとりがかなり勉強していなければ時間の無駄になる。たいていの場合、人によってわからない場所が違う。自分がわからない場所を友人がわかり、友人がわからないところを自分がわからなければグループ学習は成り立たない。「お互いわからないので一緒に調べましょう」などとやっていたのでは、独りで勉強しているのと何ら変わりはない。ある程度のレベルに達していないと効率のいいグループ学習にはならない。

わからない人に説明していると、自分のわかっていないことがわかるようになり、わかっているところもよりわかるようになる。人に教えるということほど、あることを理解するのに有効な方法はない。だから授業をしているときに、その科目を一番理解できるようになるのは教員であってけっして学生の君たちではない。誰も理解できていない問題を考えるためには、まずは独りになることが必要である。もともと勉強というものは個人的なもので、孤独が必要なのである。

仲良く勉強すること自体を否定しているわけではないが、皆でやれば成績が伸びると考えている人がいたとしたら大間違いである。そんな考えでするグループ学習なんてものは勉強するモチベーションを上げるくらいの効果しかなく、ペースメーカーにしかならない。

裏技として、勉強に気分が乗らないときは自宅や図書館というようなところではなく、ファミレスやカフェテラスなどの皆が遊んでいるところでやるというのもひとつの手である。ざわついているところでなぜ勉強できるのかと思うかもしれない。しかし、こうした意外性のある場所で勉強すると、何となく自分がカッコよく見えるのである。自分ひとりの優越感に浸れるのである。自分は賢くなったような錯覚に陥ることができる。つまらないことかもしれないが、そんな工夫をしてみることが長い勉強生活を楽しくするコツでもある。

君らにとっては少し先の話かもしれないが、医師になってからは、先輩のやることを見様見真似でやってみるという行動が求められる。弟子が師匠の技術を盗む作業と同じである。若い医師を見ていると、仕事がうまくいかなかった場合に、自分の仕事の甘さを棚に上げて上級医や指導医の責任にするものがいる。「上司が使えないから」とか、「私たちのことを考えてくれていないから」と文句のひとつも言いたくなる気持ちもわからなくもないし、それが正論の場合もある。しかし、適切な指導のされ方を見出せない自分にも責任があると考えなくてはダメだ。上司にもいろいろな人間がいるのだから、その良いところだけを選択して学ぶ眼力が下っ端の頃には必要である。そうした目を養うことが成長につながる要因だと思う。

〝学ぶ〟は〝真似ぶ〟が語源であるように、真似るということは医師のスキルアップには必要なことである。要領が良いという部分でもいいから、成果を出している人のやり方をみて、それをそっくり真似する。つまり、盗んでしまうのである。できる上司であればある程、「これは得意だ」というノウハウを手取り足取り教えてくれる程、暇ではない。だから積極的に盗むという行為が大切なのである。

仕事を細かく分割して一つ一つお手本を想定して弟子入りするのである。たとえば、手技・実技はA医師、病状説明のやり方はB医師、論文の読解はC医師、人間関係の構築はD医師、(遊びはE医師など)に弟子入りする。それぞれを凌駕できれば、その種目ではトップレベルに達する。そして、総合力は格段にアップしていくだろう。

医師はまず医療に関する知識と技術とを身につけることが基本にある。そして、それを患者に提供すると同時に、後輩たちにそれを伝えなければならない。トップが中堅医師を教え、中堅医師が三年目医師を教え、三年目医師が一年目医師を教え、一年目医師が医学生を教えなければならない。層の厚い診療・教育体制のことを〝屋根瓦方式〟と呼ぶ。すなわち、完成された教員が大勢の素人を教えるのではない。大学病院などの大病院では、こうしたシステムが根付いている。

そして、それは生死に直結するような病気を患い、高度医療を必要としてやってきた患者にとって、大きなメリットを生み出す。万一のことが起きた場合に、すぐに大勢の医師が駆けつけることができるからである。ある程度基本を身に付けた後の医師の成長は、他人に教えられるかどうかの技量にかかっている。中堅ぐらいの伸び盛りの医師には、教える立場と教えてもらう立場が混在する。それは実に面白い現象を引き起こす。たった今先輩から怒られながら教わったことを、次の瞬間自分は、さもとっくに知っていたかのような顔をして後輩に偉そうに教える。上と下との気持ちがわかるようにならなければならない。教え方と教わり方の両方上手な医師ほど、信頼される良い医師になっていくような気がする。

私は、この歳になって医学生を教育する立場に置かれる機会が増えてきた。「医師のモラルが低下しているのは、医学教育がいけない」という論理で語る人がいるが、そもそも医師は教育者ではないのだから、多くの医師はうまい教育方法などを悠長に考えている暇はない。言い訳かもしれないが、医師は教育のプロではない。ただ、「こうやればいいとは言えなくても、こうしたほうがいいようだ」ということは、自分で技術を磨いてきた人間なら必ず言語化して他人に伝えることができる。だから、そこからどのように感じて学ぶかは君たち次第なのである。

個人的な勉強の必要性について、もう少し説明しておく。どんな分野の仕事もそうかもしれないが、技術を応用していく段階の作業は、孤独と切っても切れない。医学的な知識を文献から学び、それを患者に応用し、密かな実践と解釈がなければ経験値は上がらない。人間の構造がどうなっていて、どう応用していくかをじっくり考える時間を持たなければ進化はない。真面目に仕事をする医師ほど自分で考える時間が多くなり、周りとの係り合いを持たなくなる傾向になる。

「医療は集団作業で協調性が大事だ」と何回も強調したが、それ故に、ある一定の孤独の時間が必要なのである。外科なんかでは、下っ端のうちはチームの一員として、言われたことだけをやっていればいいかもしれないし、一人で考えている余裕などもないと思う。しかし、腕の良い先輩たちがどのように技術を身に付けていっているかをよく観察するといい。おそらくは孤独な時間というものの中でイメージを膨らませているのだと思う。

没頭して考えごとをしているときに、下級医から「この病気の治療ですが?」などと相談されても、「少し待っていろ」と返事をしてしまう。こんな会話は日常的である。それを「部下のことを考えない上司だ」と言うのは間違っている。いつでも仲良く和気あいあいとしていれば良いかと言えばけっしてそうではない。人に教えるためには自分も進歩しなければならない。誰も教えてくれる人のいない中で個人のレベルを上げるには、自分の内面と格闘する以外にない。考えて学ぶ時間は医師になってからも永続する。上級医や指導医は下級医のために学んでいるのではない。つまり、基本的に私たちは君らのことを思って指導しているわけではない。すべては患者に向けられているものであるということを常に念頭におく必要がある。

さて、もう少し内面的な哲理に関するようなことも述べてみたい。これから言うことは絶対的なことではないかもしれない。しかし、私が十数年大学病院医師をやってきた中で、構築された境地のようなものを、少しくどいかもしれないが語っておく。

それは、男は（女でもよいのだが）自分なりの美意識、価値観を持つべきだ、ということである。特に医師（医師に限ったことでもないが）には必要なことである。美意識は人生観とも関係してくるが、簡単に言えば「絶対にこれだけはやらない」とか「人が何と言おうともこれだけは譲れない」ということだ。「我を通せ」ということではなくて、わかりやすく言えば、「品位を持て」ということである。

品格のある人間は慕われるし、そういうことを意識していると、医療というものを崇高と感じていられる。すなわち、医療の現場では、自分の存在理由を強く意識していないとチームの一員としてやっていけない。そうした気持ちがやがて、特定の患者一人ひとりに対し、「これだけは言わないようにしよう」、「これだけは守ってもらうことにしよう」、「あの患者は心理的にいつもこうだから、こうしたことを言ってあげよう」など、いろいろな優しい気持ちと気配りが芽生えてくる。すなわち、自分の美意識に酔えれば、他人にもそういう雰囲気を味わってもらおうと思えてくるのである。

日本の医療は集団主義であり、そのことが良いことのように捉えられている。医療にはチームワークが必要だからだ。もちろん、それは大切だが、皆と一緒で責任の所在が不明になっては、良い医療は提供できない。他の医療者の気が付かない点をお互いに補い合うことによって、抜けのない医療ができるというものである。つまり、個人個人が責任感を持ちプロ意識を持たないとダメだということである。

だから、将来君たちに必要なことは、意味もなく大勢で群れないことである。人間は基本的に、個人として存在するのだから、群れないで生きることを、ある一定の年代になったら覚えたほうがいい。孤独に耐えるということはリーダーの条件として求められることである。チームが強いということは、仲が良いということとは少し違う。当たり前だが、それぞれが自分の役割をきちんとこなすということである。群れているというよりは、強い個人の集合と考えたほうがいい。

どのような世界でも共通することであろうが、役職が上に行けば行くほど同期入社の同僚は減っていく。新入社員などの若手とも共通な話はなくなってくる。上級扱いされてくる医師は、まず孤独に耐えなくてはいけない。そのうえでリーダーシップを発揮するべく尊敬される人材でないと組織は付いてこないであろう。そういう生き方をしている限り、人間は気高く生きられるし、気が抜けない。逆に、〝孤高〟という言葉の意味がわかると、人と交わっている時間がより楽しくなる。自分の品位を忘れてしまったときが医療者としての限界かもしれない。

恋愛から学べ!!

「受験を取るか恋愛を取るか」、学生時代の多感な時期であればこんな問題にぶち当たる。結論から言えば、「迷わず恋愛を優先しろ」ということである。学生が、いや学生に限らないが、人間がもっともパワーをみなぎらせる最大のイベントは異性との交友である。

好きな娘（彼）ができれば、勉強でもスポーツでもなんでも、俄然がんばるのが恋愛力である。普段「かったりー」と言っている奴が、入念にデートコースの下調べをする。恐ろしいほどの早起きをして、身支度をし、何時にどこで待ち合わせをして、まず何をして、昼食はここで食べて、公園など少し散歩して、とコースを考える。疲れたときに立ち寄る喫茶店を選び、何がおしゃれかをリサーチし、注文する品目まで考える。もし雨が降ったら、映画あるいは美術館で時間を潰

JCOPY 498-00994

す。それにはどの映画にするか、開始時間は何時かなどを想定しておく。夕日のきれいなスポットを下見しておき、そのときの会話まで考えておく。帰りの時間帯と路線の段取りとを頭に入れておく。学生のデートだって当たり前にやることである。つまり段取りを考え、それを行うためのもっともスマートなやり方を学ぶのがデートの醍醐味である。

確かに学生の恋愛は、うまくいけばめっけもので、大抵フラれる結果になるが、そんな場合においても、友達に慰めてもらい友情の絆は深まる。心の痛みを知ることができる。こんな貴重な経験を放棄してはいけない。良い医師を目指したいならば、若い頃の恋愛経験は必須であり、最重要課題と言ってもいい。

医療には、ダメだとわかっていても進まなければならないことがある。医師がどんなに善意を持って誠心誠意尽くしても、結果が悪ければ、患者や家族から非難されることもある。関係がこじれ、落胆し絶望することもある。そうしたことが重なれば気持ちは荒み、萎え、やる気を失う。それはまるで誠実さをアピールして好きな娘に告白したが、無情にも恋破れるのと似ている。

失恋すれば、しばらくはそのショックから立ち直れず、臆病になる。しかし、医療では、どんなことがあろうと患者は次の瞬間からも続々と現れる。患者とトラブルがあろうが、気持ちが萎えていようが、そんなことは関係ない。その度に医師は、心を白紙にして次の患者と新しく良好な患者─医師関係を構築しなければならない。逃げることはできない。患者は困り果てて私たちの前にやってくるのだから、たとえこちらがどんなに苦しく泣きそうであったとしても、患者とは良い関係を築かなければならない。それがプロの仕事だからである。

何があろうと医師である間は、常に希望を持ち続けながら医療を提供しなければならない。だから、心に傷を負うような貴重な過去の体験が必要なのである。恋愛のひとつやふたつ経験していないものが、良い医師になることなどできない。

恋愛はひとつの駆け引きである。受験勉強はある程度努力が結果となって返ってくる。それはそれで、努力によって人生の活路が切り開けることを学ぶことにおいて、意義はある。しかし、世の中には自分の努力だけではどうにもならないことがあるということも、同時に経験しておくべきなのである。それは、人間の感情に関することであり、その代表は、やはり恋愛経験なのである。どんなに勉強ができても、どんなにスポーツができても相手好みでなければモテない。その一方で、たいして目立つ存在でもないのに可愛い娘（素敵な彼）をゲットできる奴もいる。理論や理屈以外の部分で動く感情という偉大なる存在を知っておくべきなのである。

もう少し言うと、恋愛の意味というか深さというのは、「理想と現実との折り合いをつけてバランス感覚を養う場だ」ということである。理想だけを語っても成就しないし、現実だけに捉われていても愉しくない。人間はなぜ恋愛に憧れるのか、なぜ痛い思いをするとわかっていても欲望を追いかけるのか。目標がなくなったとしても、将来の夢がなくなったとしても、人は何かに向かって生きていかなければならない。医療の現場にはさまざまな矛盾が溢れている。恋愛も相手の気持ち次第で左右される。そんなアンバランスな環境で上手な恋愛をしている人は、きっとバランス感覚の取れた良い医師になるのではないかと思う。

私の経験からすると、学生時代にモテるコツは、スポーツでも勉強でも、音楽でも、美術でも、お笑いでもなんでもいい。何か取り得があることがまず絶対条件である。そして、そのことをひけらかさないで、さり気なくアピることである。絵なら突然コンクールで優勝するとか、音楽ならいきなり学祭でデビューするとか、そういうサプライズ効果が必要である。

人気というものは、実力があれば得られるというものではない。実力があるうえに、何か一押しされることによってブレイクするのである。タレントや芸能人なんかを見ていればわかると思うが、人気の出方にもきっかけがある。一発ギャグであったり、流行に乗った歌であったりするわけである。下積みで培ってきた実力に、さらにもう一歩自分を売り込むきっかけがかみ合ったときに、人は注目するのである。努力に運が重なったときに大きな成果が訪れるのである。必ずしもカッコいい奴がモテるわけではないし、可愛い娘に人気が集中するわけではない。要はいかに自分をプロデュースできるかなのである。いかに周りを引き込めるかなのである。もともとイケメンであれば大した労力を必要としなくても女にモテるかもしれない。しかし、どんなに励ましたところで「俺はモテない」と思っている奴もいると思う。「自分の顔や能力には自信が持てない」と言いたい奴もいるであろう。そんなときはこう思うしかない。

仕方がないので、自分に自信のない段階では無理に女に向かっていこうとは考えずに、勉強やクラブ活動に打ち込め。その間に実力を蓄えろ。そして、いい大学に入れ、医学部を目指せ、そうすれば必ず自信を持てる。実力を付けておけば、もう一押しされるサプライズ効果が医学部合格だと気付くであろう。

私のように希望さえ失わなければ、ただの医者だとしても結構愉しい人生を過ごすことができる。可能性を広げることに喜びを見出すことができる。注目されるきっかけを掴むことができる。なんだかんだ言っても、医師でモテない奴は少ない。人生なんてものは結構帳尻が合うようにできているものなのである。

JCOPY 498-00994

医学部の志望動機を問い直せ！

「なぜ医者になったのか？」、「家族や親戚に医者がいないのになんでそう考えるようになったのか？」、「医者に命を助けてもらったような大きな経験もないのに、きっかけは何なのか？」このような質問を私は幾度となくされてきた。君たちがどのような経緯で医学の道を目指すことになったのか、ひじょうに興味のあるところである。なぜなら、私は医師の志望動機について何度も問われ続け、何度も自問自答してきたという今までの経緯があるからである。

医者家系でないものが奮起して医師になろうが、医学博士号を取得しようが、内科医になろうが外科医になろうが、大学病院で働こうが、小さな病院に勤務しようが、医師なんてものは、所詮、社会保障を担う技術職に過ぎない。こう言っては身も蓋もないが、ほとんどの医師は開業するほどの才覚もなく（貯金もなく）、教授に反発するほどの実力もなく（度胸もなく）、トップ研究者になれるほどの能力もない（野望もない）のである。

高校生に医学部の志望動機を尋ねると、「人の役に立つ仕事がしたいから」とか、「人の命を救いたいから」、「カッコイイから」などという答えが返ってくる。中には、「医者である父の背中を見てなろうと決意した」や、「子供の頃に大きな病気にかかったが、医者に助けてもらった」などの立派な動機を挙げるものもいる。医師になろうとする動機は人それぞれであろう。特別な事情のある学生もいるし、単純に親の仕事を継ぐためという動機もあると思う。本項では医師になりたい志望理由について、動機別に私の見解を述べてみたい。

まず、「人の役に立ちたいから」であるが、この動機を筆頭にあげる学生は多いと思う。では、人の役に立つ仕事とは何なのか？　あるいは逆に、人の役に立たない仕事というものがはたしてあるのか？　少し考えればわかると思うが、世の中のあらゆる仕事は人の役に立っている。バイトであろうが、派遣社員であろうが、フリーターであろうが、何らかの形で社会に貢献し、間接的にせよ人の暮らしを支えている。

ホストクラブやキャバクラ、賭博場なんかだってそこに来る客は、程度の差こそあれ来たくて来ている。役に立たない仕事は詐欺師か泥棒くらいである（もっともこれらは仕事とは呼べないが）。もちろん、スポーツ選手や歌手、芸術家なども視聴者に夢を与えている。それを観た人たちは勇気をもらったり癒されたりして、明日からの仕事の活力につながっている。だから、「人の役に立つ仕事だから」という理由だけでは説得力に欠ける。「すごく役に立つことをしたいから」と、まだ反論するかもしれない。何度も言うが、農家や漁師、マッサージ師や占い師だって私たちの暮らしには大きく役に立っている。

次は、「人の命を救いたいから」という理由である。そして、そう思う最たる原因は、「小さい頃に家族を亡くしたから」というものである。

私は当大学入試における小論文の試験作成委員のひとりであった。ある既成の文章を与えて感想を述べさせる問題が出題される。そこでは、どのようなテーマであったとしても、受験生たちは内容を人命救助にもっていき、美辞麗句を並べながら幼少時代の経験をもとに命の尊さを訴える。それが悪いとは言わないが、もう少し思考を凝らした内容が求められるような気もする。

受験で求められているのは理想を綴ったきれいごとではない。個人の経験に基づく現実的な思いを書かせたいのである。難しい大学になればなるほど、その卒業生たちは次の日本を背負わなければならない。現状を踏まえ、次に生み出せる「まとめ力」や「問題発見力」、そして、その基本にある「発想力」や「論理力」を持っているかどうかを問うているのである。大学側としては、今は完璧でなくともちょっとでも芽のある若者が欲しいのである。

人命救助の仕事の話に戻る。命を救う仕事は医師に限らない。救急救命士、レスキュー隊員、自衛隊員、消防隊員、特殊急襲部隊（special assault team：SAT）など、考えればいくらでもある。人命救助ということであれば、医師なんかよりこうした職業のほうが余程手応えを感じるのではないか。

なぜ、医師にこだわるのか。結局、いくら人命救助といえども、自衛隊員やレスキュー隊員などのように、自らを危険にさらしてまでの勇気は持てず、また、肉体労働的な救助に関しては納得がいかず、要するに泥臭い救助は嫌なのである。何となく崇高な雰囲気の漂う医師という仕事に落ち着かせたいだけなのかもしれない。「自らの命と引き換えの人命救助ということでは困る」というのが正直なところだと思う。

「人に感謝される仕事だから」という理由も同じことである。確かに医師の多くは、自分のために達成されることよりも、他人のために頑張って、その人から感謝されるということのほうに喜びを感じる人種である。医師は激務と言われるが、どんなに大変であっても「ありがとう」というその一言のために一所懸命になれる。〝感謝される仕事〟という、その理由はわからなくもない。しかし、医療はボランティアではない。安いとはいえ、相応の金との交換条件によって成り立つ事業なのである。もっとはっきり言えば、ビジネスとして存在しなければならないのである。だから、感謝されること自体が、本当のことを言えばおこがましいのである。

感謝される仕事なんてものは世の中に山とある。テレビの修理をしたって、サイズの合わなくなった洋服をリフォームしたって、落し物係の人だって、シロアリ駆除をしたって何だって結構感謝される。なぜ医師なのか。

「医師はやりがいがありそうだから」という理由も多い。医師は、人の命を預かるという大き

JCOPY 498-00994

な責任を負う仕事である。病気にはいろいろあるが、時として命に関わる重い病気にかかってしまう人もいる。そのとき、その生死の境目で医師は患者と共に闘う。医師は、この世で最も尊い〝命〟というものの責任の一端を担うわけだから、その責任の重さというものは計り知れない。その大きな重圧を背負うことこそが、いわゆる〝やりがい〟という言葉に集約されるのであろう。よくわかる。

〝やりがいのある仕事って?〟の項目で述べたことだが、再度強調する。やりがいのある仕事というものは、やりがいを感じているときはいい。しかし、そのやりたいことに自分の能力がどうしてもついていけないことがわかったとき、そのやりがいは大きな負担として伸し掛かってくる。その場合に、さらに努力することで乗り切れる見通しが立てばいいが、制度の問題や周りの協力が得られないことから、自分の力だけではどうにもならないとわかることもある。

そうした場合に、その絶望からの復活は相当の労力がいる。「病める患者を救いたい」と願っても、制度が邪魔をしてできない医療行為というものはいくらでもある。その場合には、やりがいの空回りが発生する。やりがいを求めた場合には、同時に「こんなはずでは」という気持ちに潰されないような力を養っておくことも必要である。

「ステイタス」などという理由もあるかもしれない。社会的な地位が高いと考えられているが、そんな甘いものではない。豪邸を構える開業医だけを想像してもらっても困る。医者なんてものはちょっと近所を見渡せば何軒もある。その先生たちが、周りの住民からそんなに慕われているか、感謝されているか。中には、「あそこの医院はヤブだから、あっちの医院のほうがいいよ」と噂されているのではないか。

これからの時代、単に医師であるだけでステイタスを得られると思ったら大間違いである。今、街の人に「医師という職業をどう思うか」というアンケートを行うと、「疲れていそう」という答えが上位を占めるそうだ。ましてや、勤務医の労働環境は地に落ちている。その勤務状況や給料などを考えれば、けっして条件の良い仕事ではない。

医師の志望動機に関して、やや斜めからの目線でひねくれたことを述べた。繰り返すが、自分には明確な動機があったわけではない。そのため私はある種の劣等感を抱いている。私のようにはっきりとした動機の言えない医師は、その理由を探すために医師を続けているのかもしれない。

医学部人気の裏側

医師不足によって医療現場は過酷な勤務が続いている。二〇〇八年、厚労省と総務省、文部科学省の三者は地域や診療科ごとの医師不足を解消するために、やっと重い腰を上げた。新たな医師確保のための総合対策を遅ればせながらまとめた。

特に医師不足の深刻な東北や中部地方などの県について、二〇〇九年度から最大一〇年間に限り医学部の入学定員をそれぞれ一〇人まで増やすことを認めた。すべては後手に回っていると叫びたいが、ここではそのことは抑えて、一二四年ぶりに見直されたこの政策を一応評価はしている。定員増が認められたのは、人口や面積当たりの医師数が極端に少ない青森、岩手、秋田、山形、福島、新潟、山梨、長野、岐阜、三重などの県である。ただし、各県は地元に医師を根付かせるために、奨学金制度の創設を条件に卒業後の医師の進路を縛ろうとしている。つまり、「金を出してもらう代わりに指定されたところで働け」ということである。このことに関しては、今後議論のあるところであろう。

八年連続で過去最高の志願者数を更新してきた私立医大である。今、私立医大が熱い。これまでは、学費の高さが私立へのハードルを上げてきたが、東京慈恵会医科大学における学費の減額に続き、順天堂大学や昭和大学など首都圏の難関大学も学費を減額した。その結果、国公立大志望者がこうした私立を受験する流れに傾き、志願者数は増加した。また、地方国公立を避けて都市部の私立を選択する受験生も増えた。

しかし、定員数の増加が医学部人気に火をつけたわけではけっしてない。医学部ブームの理由のひとつは、先にも述べたが将来に対する不安感である。バブル崩壊により失われた一〇年の後、日本経済はようやく回復の兆しがみられるようになったが、格差拡大など将来への漠然たる不安は若い世代にも広く浸透してきている。もっとも、ここへきて再度、百年に一度と言われるような、世界同時不況にみまわれており、一層その傾向は高まっている。その中で「医師にでもなっておけば、生活の安定に有利なのではないか」という計算が受験生世代や親たちにはある。大きな学費負担を上回る利益があると思われている。

医学部の学費は高く、修業年限も長い。一人前の医師になるためには他の職業とは比較にならないほどの投資が必要である。いきおい親の期待も大きくなるし、傾向として裕福な開業医などの子女が多いのもやむを得ない。私立医大のキャンパスの学生用駐車場には、高級車が並んでいることも珍しくない。それはそれでいい。金のある家庭なのだから、経済の活性化に貢献しているると言えばその通りである。別に隠す必要はない。それを「学生の身でありながら高級車に乗るのはけしからん」と言ったところで、医師の資質とはまったく関係ない。医療関係者がそんな小さなことを言うものではない。

裕福な家庭の子供が、その地位をキープするために医学部を選択していることが、医学部ブームの背後に存在するのは間違いなく、かなりの経済計算がなされていることも事実である。

それから、有名大学への合格者数を誇る高校や予備校の尺度が、旧帝大から医学部へ移っている側面もある。医学部合格がひとつの目標になっている部分もある。このことに関しても、それはそれで仕方がない。予備校にそうした計算がなければ生徒は集まらない。医者はステイタスがあると信じられているのだから、その幻想を無理に否定する必要はない。医学部には将来の現実とは裏腹に、まだまだ世間を惹きつける魅力が溢れているということである。

〝医は仁術〟と言われてきたように、「医師という職業には、専門能力に加えて高い倫理性やコミュニケーション能力などが要求される。ペーパーテスト中心の入学試験では評価しきれない人間としてのさまざまな能力が必要で、テストの成績と医師としての適性や人格とはほとんど関係がない」と言う人がいる。確かに現実的にみると、医師になるまでの過程で、脱落するものも一部にいることはいる。でも、だからと言って、医師の資質を受験以外の方法で評価できるかといえば、それは無理である。面接などと言っても、医師にむいているかむいていないかなどは、研修医が私たちと数ヵ月一緒に仕事をしたってわからないのだから、とりあえずテストで評価してふるい落としていくしか方法はない。

医療の世界の進歩は急速である。医師も絶えず自分の技量を磨き、時代に遅れないようにしなければ職業生活がまっとうできない。一度、医師免許を取得したらその後は更新不要という制度は将来なくなるであろう。専門医であるかそうでないかでも、診療報酬に差が生まれることも考えられる。つまり医師になったとしても、ダメな医師は儲からない一方で、優秀な医師は儲かるし、尊敬も得られるという市場原理主義にますます曝されていくであろう。

高校生の年齢で医師の実態について十分見通すことはきわめて難しいし、親たちも時として判断を誤る。医学部を目指す志に対して、もちろん否定するつもりはないが、そうした一直線な気持ちは、時に不幸をもたらすこともある。受験競争の渦中では視野が狭小になりがちで、しばしば誤った選択を招きかねない。

いかなる職業にも言えることだが、優れた医師への道は決して平坦ではない。医学部を中退する人は、「他にやりたいことが見つかったので辞める」というものではけっしてない。「自分にその気はなかったが、親の勧めで医学部を受験してしまった」という学生がほとんど（ほぼ全員）である。

医学部ブームもいいが、「医師になれば安心などという時代でもないし、下手をしたら医師にもなれず、高卒の肩書きしか残らない」ということでもある。医師になるまでの大切な条件を淡

JCOPY 498-00994

い期待感だけに求めてはいけない。学生に必要なのは、医師という職業への神がかり的なまでの羨望と尊敬である。自己暗示と言ってもいい。だから、なると決めたらその後は、君たちがどんな理由でもいい、どんな方法でもいい、自分でその気持ちを昇華させ維持させなければならない。そうでないと必ず後悔する。しかし、逆に言えば、高校生のうちから医師という職業に憧れて勉強に打ち込めるということは、受験生にとっては大いなる励みになるということでもある。

医師は国家試験合格まで、本当に凄い競争の中で勝ち残ってきた集団である。不況の現在、学生の多くは何となく社会的に有利に傾く可能性のある医師や弁護士を目指して勉強しているのではないであろうか。実際、サラリーマンになるために一所懸命勉強している子供を私は見たことがないし、幼少時代から医師を目指していた子供のほうが、少なくとも何も考えていない子供よりは優秀な人間になる可能性は高いと思う。しかし、本当にそれが本人にとって幸せなことなのか、正直、私も結論を持っているわけではない。

将来の職業として、サラリーマンにはなりたくない。しかし、いくら好きだと言ったところで、芸術家や音楽家、小説家などで成功しようとすることが極めて博打に近い選択であるということはわかっている。政治家や社長なんかも、歌舞伎のように家柄だけで決まる世界に移行しつつあるということも感じている。公務員や教員は安定しているかもしれないが、イマイチ夢がない。

スポーツ選手は練習に耐えられない。パイロットやフライトアテンダントはブームではないし、所詮操縦士や接客業である。実際のところは、日本型資本主義社会において、勉強しさえすればなれるものの選択肢のなかで、確実性の面から考えると医師や弁護士を選ぶしかないのではないだろうか。

私は医師になりたいなら、その気持ちが重要であることを繰り返し強調してきている。そこで世間に言いたいのは、共産主義を目指すのなら別だが、少なくとも資本主義を標榜するのなら、医師の待遇を改善しないと子供は勉強しなくなる。医師不足は教育と社会との不平等を改善する唯一の機会であると思う。勉強して日本一頭の良い大学を卒業した人間たちが、ボロ雑巾のようにこき使われている。少しうがって考えれば、医師が待遇の悪い病院への赴任を拒否することは、この国を暮らしやすい方向に導くための最後の砦であるような気もする。君たちもそうは思わないか。

医師にならない選択肢

多くの人が疑問に思っているだろう。「なぜ医者の家庭は、子供を何としても医者にさせたがるのか。また、なぜ子供は医者を目指すことになるのか」。

まずは、家業を継がせたいという理由が大部分である。自分の医院や病院を持っている親なら当然のことであろう。そして、仕事をきちんとさえしていれば、「先生」と呼ばれ、どんな患者からも自ずと感謝される（と思い込んでいる）ことである。他の職業と違い、相手は〝お客様〟ではなく〝患者〟であるからである。資格さえ取得すればある程度の下積みで、高収入と高い社会的地位とが得られる（と思い込んでいる）からである。

また、医師の親は医者の世界しか知らない。だから子供が他の職業に就くと、苦労するのではないかと感じてしまう。医師の家族付き合いは、ほぼ医師の家族だけのことが多い。他の職に就いている人の情報を聞くことのない隔絶状態となる。子供にとっても、医師以外の職を選ぶことはかなりの冒険になる。自分が医師にならなければ話題が共有できなくなり、家族や知人、親戚から孤立するのではないかという不安に駆られる。このため、周囲の雰囲気に合わせて、医師を目指してしまうのである。

なぜ、医師はそんなに内向きなのか。それは、必要以上に評判を気にしてしまうからかもしれない。医師同士であれば暗黙の了解として聞き流せる会話が、医療者以外であるとやや不謹慎になることがある。もちろん、個人情報を漏らすこともできない。下手な会話は評判を落としかねない。医院を休診にして遊んでいるところを近所の人に見られたくないという気持ちもある。だから、医師はあまり医療者以外と付き合いたがらないのではないだろうか。

もう一つ理由を言えば、それは生活水準の差であろう。医師の家庭、特に開業医の家庭であれば生活水準は高い（これからはそうではなくなるが）。小学生の頃、開業医の友達の家に遊びにいったときに、自分の家と比べてすごく広いことに驚いた。ベンツのような外車や避暑地に立つ別荘もあった。親も子供も、その生活水準が落ちてしまうのではないかということを恐れるのだ。他の職業を選んでも生活水準を維持できる可能性だっておおいにあるのだが、医師になることのほうが安心で確実性が高いと刷り込まれる。先にも述べたが、結局はステイタス、安定性、収入、確実性（将来その職につける確率）をみた場合に、一八歳で医師以上という選択肢はあまり思いつかないのであろう。

もちろん、親の背中を見て、医師という仕事に憧れ、自分の意志で医師になることを決めるものもいる。だが、私のみてきた限り、何気なく医師を目指してしまったという人も一定の割合で確かにいる。

日本では医学部に行くか行かないかを決めるのは、高校生のときだ。まだ世間をろくに知らない少年少女の限られた体験と知識とで、一生を左右する職業の選択をするのである。だからどちらかというと自分の意志よりも周囲の圧力に流されやすいのではないか。

アメリカでは、医学部は大学院課程にあり、大学を卒業してから医師になるかを決める。大学で音楽や美術を専攻した学生が、大学院で医学課程を取ることもある。ある程度大人になった段階で決意することになるので、医師になることを自分の意志で決められるメリットがある。ただ、この制度だと、医師になるまでの年月が長くかかってしまうことが難点である。日本でこの制度を取り入れようとしても、学費が増えることになり、「教育の機会格差が広がるのでは」と危惧する声が聞こえてくる。それならば、アメリカに習って充実した奨学金制度や学資ローンを受けやすくするシステムも導入することで解決できる。医学部をメディカル・スクールとして再編し、広い視野と検討に基づいて専門課程への進学方向を選択する専門大学院型の教育システムへの転換が必要であるような気もする。

ここまで、さり気なく医師を育てるシステムの改正に関する意見を述べたが、医師不足の騒がれているこの時代において、そのような議論には間違ってもならない。とりあえず医師を増やすことが先決である。医師育成の本当の意味での抜本的改革は、二〇二〇年あたりまでできないような気がする。したがって、これ以上述べても不毛なので、この話はここで止める。

ではそれまではどうしたら良いか？　医師増員で粗悪な医師が作られないようにするためのお決まりは、教育と医学生の意識改革である。医師になるための心構えを問うと、必ずと言っていいほど「医師という仕事は人の命がかかっている。余程の覚悟がなければ選ぶべき仕事ではない。収入や社会的地位よりも、純粋に医療を通して人を助けたいという気持ちがなければなってはならない」という空虚な良識論を語るものがいる。それが大切なことはよくわかる。だが、今述べてきたように、「覚悟のない奴は医師になるな」という理論は、高校生には適用できないということである。「そんなことを高校生に求めること自体がどう考えてもナンセンスだし、逆にそんなことを求めても医師の育成には何も寄与しない」ということである。

宇宙に行ったこともないのに、人はどういうわけか宇宙飛行士になりたいと願う。それはもう、宇宙という未知なる世界への憧れだけだと思う。想像さえできないような世界をずっと思い描き、何年も厳しいトレーニングを積んでやっと宇宙に出ることができる。もちろん、途中で挫折したり不適格と判断されるものもいるであろう。

何度も繰り返すが、医療現場のイメージすら描けない高校生を医師にするには、覚悟だけを言葉で説いても意味がない。「高い使命感と倫理観のあるものだけが医師を目指せ」と言ったところで、高校生に「はい、わかりました」などと答えられても何の説得力もない。まずそのことをしっかり認識しなければならない。

だから、とりあえずどうしたらいいかというと、医学部受験を高校生の段階で決めなければならない制度を貫くのであれば、一度医師になると決めたものに対して、進路をもっとフレキシブルに変えられるような風潮を作っておくしかない。どんな世界でもあるであろう〝候補生〟みたいなものである。すなわち、医学部に入学しても、医師以外の仕事を模索できるようなシステムがあってもいいのではないかということである。「学費の元を取らなければならない」とか、「医師にならないなんて、何か欠陥があるのか」と思われてしまうことが、良くないのである。

学費を安くして、もう少し定員を増やしたり、その分多様な選択肢を与えられたりするようなシステムがいいのではないか。医師にならなくてもいくらでも食っていけるような道筋があれば、不適任な医師が作られる確率は減ると思うのだが。「○○医学部卒の人間工学士です」なんていう肩書きもカッコいいと思うのだが。

ただ、私の経験からすると、コミュニケーションをとることが下手であったり、やる気がなかったりする研修医に「君は臨床医に向いていないから、基礎研究者にでもなったほうがいいのではないか」などと言うと、研究者のほうが余程大変だということに気付き、覚悟をもって立派な臨床医になっていたりもする。現場に浸ることによって、徐々に医師の素質が開花するものも確かにいる。だから医学部を目指す奴は、伸ばしようによっては、やはりどこか見どころがあるのだと思う。

受験生は何を考えたらいいのか？

受験生は、今、この時期に何を考えどう過ごしているのか、私はひじょうに気になる。毎日のほとんどを学校で過ごし、部活動を行い、家に帰り勉強する。たまには友達と映画に行ったり、買い物に行ったりする。学生生活において、毎日に刺激があるなどということはない。はっきり言えばマンネリだ。それでも、「医師を夢見て、今は勉強のときである」と割り切った生活をしているものもいれば、仲間とつるんで面白おかしく過ごしているものもいるであろう。また、クラブやサークル活動、アルバイトなどに精を出しているかもしれない。今、高校三年生であれば、「高校生活はいつの間にか終わってしまうな」と考えている。

私にとって高校時代は遥か昔のことなので、記憶はかなり薄れているが、それでも思い出すことと言えば、やはり受験勉強のことである。それ以外で言えば、女子高生とつきあってドキドキしたことや、友達の家に遊びに行って隠れてタバコを吸ったこと、全国高校生クイズに出場したことなど、つまらないことばかりである。なんだかんだ言っても、高校生における一大イベントは受験なのである。青春時代をそんなものに費やしたくないと思う気持ちもわからないではない。もっと楽しいことを経験しておきたいと願う気持ちもあるであろう。しかし、最終的に思い出に残っていくことは、月並みかもしれないが、やはり「一所懸命やったな」と思うことだけなのである。

時は流れて私もいつの間にか、こんな仕事をするようになり、十数年間この世界で生きてきた。高校生当時の私は、将来医師になってそこそこ有名になって、エッセイを書くようになって、君たちに何かメッセージを伝えることになるなど夢にも思っていなかった。

学生時代を振り返って、君たちに向かって何かメッセージを送らなければならないと考えた場合に、自分の経験から学んだ自説を語っても無意味である。「私の高校生活はこうだったから、君たちも頑張ればこんな楽しいことが体験できる」などと言っても、「ビミョーだよね」で済まされてしまう。時代が違うのである。長い目で見れば、所詮高校生活なんてものは人生の通過点に過ぎない。しかし、医師を志すものにとっては、大きな大きな分岐点であることに間違いはない。だからと言って、これまた「自分自身でじっくり考えろ、夢を諦めるな」などと当たり前のことを言ったら本当に無視される。考えたところで人生なんてものは、なるようにしかならないし、頑張ったからといって成功するわけではない。そんなこと言われなくても、君たちのほうが敏感に時流を捉えているであろう。

だから今、私が自らの学生生活を振り返って言えることはひとつである。君らの中にもいつか三〇歳を過ぎて大人として成長したときに、私のようにこうして受験生に何かを伝えなければならなくなる奴が現れるかもしれない。君たちはある程度人生の生きがいや愉しみを求め、成功したいと考えているから医師を目指しているのだろう。だったら、将来そんな立場に立たされるものが出てきてもおかしくない。私でさえそうなのだから、君たちの中にもそんな奴が必ずいる。

その時、何を伝えるか。「自分はこうやって受験を乗りきった、こう考えて毎日を過ごした、自分を奮い立たせる何かを掴んだ」、そういうことが言えるか。おそらくは、私と同じようにはっきりした答えを用意して伝えることなどできないのではないか。また、自分の経験など時代が変われば、たいして参考にならないと思うのではないか。それはそういうものだし、きっとそれが時代の流れというものである。

確かにいつの時代においても、不変な理論というものは存在する。精神論や啓発論などは大切かもしれない。でも、そういうことは私の口から今、言うことではない。言葉だけで語っても上滑りするだけである。学生のうちから将来を見据えて明確な展望など抱けるはずがない。下手に覚悟を説いても意味はない。だから大人たちは「何て言われようと高校生活なんてものは、その時々で流されていくしかなく、どう歩もうとその結果が今で、後悔しても意味はない」と後で必ず振り返って感じている。だから私は、そういう事実だけを伝えておく。「そういう当たり前のことしかメッセージできないのだ」ということをメッセージしておく。

話題を変える。高校と言えば、最近は教育方法に関する議論が絶えない。学校というところは、奇抜なことを嫌うわりには「個性を伸ばせ」と言う。その結果、「他人より目立つ個性を」という行き過ぎた〝オレ説〟ができあがり、若者が自由や個性をはき違えてしまったように思う。だから、「人と同じじゃダメだ」とか、「サラリーマンはつまらない」みたいな風潮が生まれてしまった。だから、現実を踏まえることなく、とにかく何かに挑戦することが良いことのように感違いされてしまった。当然なかには失敗するものも現れてくる。復活するにも今の社会がこれを拒み、日本中にフリーターやニートが増えてしまった。

成功のために手段を選ばなくなってきた若者は、よく「人に迷惑をかけていないのだからいいだろう」ということを言う。人に迷惑をかけないというのが、社会人としての最低ラインであり、それさえクリアしていれば他に何をしようが自由で、文句を言われる筋合いはないというのが彼らの理屈である。しかし、社会に対して最低ラインの物事しか供給できない人間は、当たり前だが、他人からも社会からも最低ラインの扱いしか受けられないということである。つまり、付加価値のある心地よい暮らしなどできないということである。そのことだけはしっかり認識しておいたほうがいい。君たちは子供としての権利は失われつつあるが、大人としてはけっして認めてもらえない年齢なのだ。

今の日本の社会情勢が良いとは言えない。這い上がるにしてもとても大変だ。それはよくわかる。しかし、受験なんてものに個性は関係ない。〝与えられている解答に、いかに近づける能力を持っているか〟というこの一点で争われる。皆同じものを目指しているのだ。時代に翻弄されている君たちの気持ちもわからないではない。でもだからこそ、今は個性よりも集団性を目指せ。「人に迷惑をかけていないのだからいいだろう」なんてことを言っている時期はとっくに過ぎたのだ。

そんなわけなので、個性を伸ばしつつある君たちにもう少し言っておく。医師になりたいなら、同時に〝型〟にはまることも大切である。たとえば企業などで言えることだが、個人のひとつひとつのスキルは突出していなくとも経理と英語とＩＴのできる人材が市場では重宝される。そういう型があるのである。今のスキルを獲得してきた努力が評価され、さらに将来にはもっといろいろなスキルを獲得してくれるであろうという期待があるからこそ、その人材の価値は上がるのである。〝下っ端の仕事のできる人間を、いつまでも下っ端の人間にはしておかない〟ということである。

医療でも、〝型〟を積み上げていくことが重要である。注射ができたら傷の処置ができるようになる。傷の処置ができたら、皮膚を切らせてもらえるようになる。そのうえで、簡単な手術をさせてもらえるようになり、一人で任されるようになるのである。

だから本当の個性とは、他人と同じことをやっていく中でこそ明らかになるものなのである。型にはまってこそ、型の不備に気付くことができるし、真の「型破り」なことが実現できるのである。それが自分にしかできない医療技術の獲得へとつながっていく。

教育と言えば、今の子供たちの成績の低下は、〝ゆとり教育〟に原因の一端がある（とされている）。子供たちにゆとりと自由とを与え、それぞれの個性を伸ばそうとして始まったが、学力低下を招き、あっと言う間に方向転換された。そんな迷走する教育方針に今の教育の問題が見え隠れしている。手のひらを返すような制度転換をみていると、「医療問題の二の舞だ」と感じてしまうのは私だけではないはずである。

しかし、もともと「詰め込み教育では子供の個性を伸ばせない、ペーパーテストでは本当の学力は数値化できない」と言って、ゆとり教育が推進されたわけだが、今度はその数値に基づいて学力が下がったと騒いでいる。「こんなのはたかがペーパーテストの数値ではないか」とは誰も言わない。

また一方で、ゆとり教育によって全体の学力が下がっていくのを横目に、したたかな親は「これはチャンスだ」と思ったであろう。「今、成績を伸ばせば、少しの努力で医者にさせることができる」と思ったのではないか。ゆとり教育中にも地道に勉強を重ねた子供が、結局いい大学に入ってしまっている。医療もそうだが、教育にもいろいろな問題がありそうだ。何を信頼していいのかわからない。

繰り返すが、そもそも高校なんてところは、予め与えられている問題を解かせ、決まった答えに導くだけの現場である。考えることを学ぶ場ではないということも理解しなければならない。「そんな成績で一喜一憂しても仕方がない」と声を大にして言いたいが、医師になりたいのであれば、まずは医学部に入るため、解答を導くというこの一点で受験を考えなければならない。だから、学校なんてところは、所詮ペーパーテストでより高い点数を取って有利に物事を進めていく、そんな人生の要領を試しながら身に付けていく場なのである。

それにしても、ゆとり教育では円周率を〝3〟でいいなどと教えていたそうだ。言語道断である。円周率は〝3.141592…〟と永遠に続くということが大事なのである。そして、そんな割り切れない数字のうえで、円が成り立っているという、そうした不思議な現象が起こるということが大切なのである。小さい子供はとにかく無限というものが好きなのである。ブラックホールや宇宙など、とにかく得体の知れないものに憧れる。円周率は〝3〟などと教えていたら、楽しみはけっして生まれない。

第三章

医師とは？

まずは自分のために医師になれ！

「何のために医師になるのか？」、君たちに幾度となくその疑問を投げつけたい。再三述べているように、「病気で苦しむ患者のために」という理由は立派である。もちろん、それが大前提になければ医師になる資格はない。では、「病院のため」というような感覚はあるであろうか。いったいどれだけの人が、所属する組織のために仕事をしているであろうか。

たとえば、アメリカ大リーガーのイチロー選手が毎年記録を積み重ねていく。その一方で、チームとしては低迷を続けている。同僚の主力選手から、「個人の数字よりもチームプレーに徹するべきだ」という声が聞かれるそうだ。チームメイトの発言だけに、イチローも気に病んだのであろう。シーズンオフの食事の席で王貞治元監督に問いかけた。

「監督は現役時代の選手の時に、自分のためにプレーしていましたか、それともチームのためにプレーしていましたか？」

王元監督は迷わず即答した。

「自分のためである。チームのためになんていう奴は言い訳するから。自分のためにやっている人が一番自分に厳しい。何々のためにとか言う人からは、うまくいかない時の言い訳が生まれてしまう」。

イチローは思わず「ありがとうございます」と口にしたそうだ。トップアスリートたちは皆、口を揃えて言う、「自分のためにやっている」と。

「野球と医療とを同列に述べるのはどうか」という考えもあるかもしれないが、どちらも自分の技術を磨いて、最大限のパフォーマンスを引き出すという点においては、違いはない。

私も、自分自身に何度も問いかけていることがある。「いったい誰のために、何のために自分は診療を続けるのであろうか？」と。そのたびに考えてみる。だが、最近の私の答えはいつも同じである。「結局自分のために診療する」である。もう少し詳しく言えば、「自分を磨くために診療する」ということである。

「患者のために良い医療を」という気持ちも、もちろんないわけではない。それがないと言ったら医師失格の烙印を押されるであろう。しかし、それは大きな顔で言えるものではなく、意識下にあるものである。これを表に向けて大見得きって言えるほど私は思い上がることはできない。もし、これを第一の目標に考えて、精一杯努力しているとしたら診療という仕事は長くは続けられない。なぜなら、医療の勝利が仮に病気に勝つということであれば、医療は敗北の連続だからである。生身の人間を相手にしている診療においては、いつも良い結果が出るわけではない。むしろ、一所懸命努力したとしても良い結果が出ないことのほうが多い。

頑張って治療してきたのに良くならない、再発を抑えられない。あるいは、診断できたものの、まったくと言っていいほど何もしてあげられない筋萎縮性側索硬化症（四肢の筋力低下が緩徐に進行する神経難病、物理学者ホーキング博士のかかっている病気）というような病気を体験する。そして、最後に目の前で亡くなっていく患者を診た時に、「こんな仕事はもう限界だ」と思う。しかし、しばらくするとまた性懲りもなく次の診療に向かっている。自分の無力さを痛感し、「もう嫌だ、もうごめんだ」と思いつつ、なぜまた自分は診療することになるのであろうか？

よく考えて自己分析をしてみると、「自分を磨かなければならない」という欲求が一番のようである。「患者のため」という思い上がった意識からではない。診療することによって、医師である自分自身が鍛えられるのである。患者の診療を通して自分の考えを掘り下げることができる。未知とされていた分野から何かを発見することができるかもしれない。科学や真理の目を養える。診療そのものが勉強であり、自己改革や自己啓発につながっているからである。患者からは学ぶことばかりである。だから自分は診療が続けられるのであろう。

やはり診療は自分のためにするのであり、患者のためになどという思い上がりだけでは良い診療は続けられないと私は思う。その代わり、〝患者の立場にはけっして立てない〟ということを自分自身に言い聞かせている。それができれば欺瞞にはならない。

このような考えに対して医師や患者、君たちからも、もしかしたら非難の声が出るかもしれない。「患者を思いやることができないのか」と。勘違いしないでもらいたいが、私は何も、「自分の欲求を満たすための自己満足で医療を行え」と言っているわけではない。病気という完全には征服できない戦《いくさ》に挑むには、自分を見失わないスタイル、言い換えれば、己を確立していく工夫がなければならないと感じている。「それには自己研鑽が欠かせない」と言いたいだけである。

では、もう一度振り返って〝患者の立場に立つ〟ということを考えた場合に、確かに「患者を自分の親か兄弟だと思って診察しろ」と研修医の頃教育された。しかし、その一方で、「自己管理のできない奴は、患者のための診療などできない」とも注意された。両者は矛盾するような気がする。患者の立場に立つのが先なのか、自分の立場の確立が優先されるのかわからない。私が本当に患者の立場に立ってしまったのならば、苦楽をともにしてしまい、一ヵ月に一人くらいの患者しか診療できなくなってしまうのではないかと思う。

だから患者から、「あんたみたいな健康な医者に、俺の苦しみや恐怖がわかってたまるか」などと言われると、私は以下のように答えてしまう。

「おっしゃるとおりです。私は健康ですし、あなたではないのですからあなたの苦しみや悲しみを体験することもできないし、本当の意味ではわかりません。しかし、私もこの世界で十何年生きてきて、自分なりに過去の悲しい経験を基にあなたのつらい気持ちを推測するべく日々努めています。医師とはそういうものであると、いつも自分に言い聞かせています。しかし、仮に私があなたと同じ気持ちを体験できて、同じくらいに苦しんでいたら、きっと私はあなたのために知恵を絞ることも、悩みを聞いてあげることも、優しくすることもできなくなるでしょう。〝一肌脱ごう〟という気持ちの余裕もなくなるでしょう。それこそあなたと同じように自分のことで精一杯になります。だから今の私は、あなたより苦痛が軽くなくては使命を果たせないのです」。

患者の立場ばかりに立っていたら決定的な決断はくだせない。手術を担当する医師が、「可哀そう、痛ましい」などと思っていたのでは、果敢なメスさばきなどできないであろうし、大胆に病巣を切除することなんかできない。生命原理を超える一種独特な価値観があるから、殺人量的な抗がん剤を投与できるのである。

患者の気持ちをすべて理解することはできない。不眠症の訴えでくる患者の気持ちなど、過労で今にも倒れそうな内科医には所詮理解できない。医師に重要なのは、患者の立場に立つことでもないし、自分の立場だけを優先することでもない。〝自分の立場で全力を尽くすこと〟、ただそれだけである。私はそれが良い医師になる近道であると考えている。

まずは自分のために医師になれ。自分のために働け、自分のために腕を磨け、自分のために愉しめ。医師もトップアスリートも自分のためにやっているのである。そんな心境でなければ良い結果は出せないと私は考える。

医師たらしめるコツ

「最近、医療の質が落ちた」と言われることがある。しかし、〝医師の質〟を問われた場合には、私に言わせると、総体的にみれば昔の医師に比べて現代の医師のほうが、遙かに知識量も多く技術力も高い。さすれば、なぜそのように言われるのか？

これに関する一つの要因は、医療の多様化によって医師の個人差が大きくなったからである。すなわち、専門に偏った医師がいる一方で浅く広く診療する医師もいる、大胆な医師もいるが繊細な医師もいる。どちらが優れているかなどということは一概には評価できない。一方の分野で勝っていれば、他方は見劣りすることもある。いたらない点のみに着目すれば、医師批判はいくらでも可能なのである。

それよりも私の危惧する個人差は、知識や技術という点よりも、〝判断力〟、〝直観力〟、〝センス〟といった人間の〝感性〟に関する点である。現在における医師の質として、技術や知識ももちろん重要であるが、こうした感性における差のほうが、余程深刻だと思う。現在では、画一的な医療が望ましいという意見もあり、医療現場では治療マニュアルやエビデンスに従い一定の診療効果を上げることのできる医師が増えている。裏を返せば決められた診療しかできない医師が増えているということである。

〝感性〟とは？ 心の対話と言うべきか。日常診療で、これほど私たち医師に問われるものはない。患者の痛みはどこにあるのか。それは身体の調子が悪いのか、あるいは、心の傷からなのか。病んだ患者を目の前にして、ひとつひとつ話を聴いていく。すると、白衣の鎧に対して、構えていた患者も少しずつ心を開き、やがて病の本質がみえてくる。このような診療に必要とされる技能が、感性である。

医療には、サイエンスとアート、そしてモラルが必要であると思う。医師に感性がなければ、患者のちょっとした変化に気付くことはできない。相対する患者の生き様を理解し、共鳴し、シンクロできなければ、一歩踏み込んだ問いかけもできない。私たち医師はさまざまな修練や経験を積みながら感性を磨いていく必要がある。

だからというわけではないが、月並みなことを言えば時間的な余裕さえあれば適度に趣味を持ち、旅行や映画鑑賞、楽器やスポーツなどの時間を愉しむということもひとつの行動である。また、私のように医療改革のためのエッセイを執筆したり、コラムを連載したりして、表現したいことを発信する医師も増えている。それは何も医療が辛いからということではなくて、別の何かを並行して行うことで、上手に気分転換を図り、感性を維持するのである。別の言い方をすれば、医師は何かを支えにしていないと、患者や社会の裏切りに直面した時に心の支えを失ってしまう恐れがあるのである。

私にとってもっとも仕事意欲が湧くのは、医療とはまったく違う世界を垣間見たときである。たとえば、芸術を観たり聴いたりした後や人と真剣な話をした後などである。また、ボランティアに参加したり、研究会や講演会に出席した後だったりする。とにかく、自分の見識が広がったときである。

基本的に医師は、毎日の厳しい労働に耐えているわりには、少し知識が浅いと上級医に怒鳴られてばかりである。そんな毎日が続けば、やがてやる気がそがれる。仕事の情熱も落ちる。そんなときに、ふとしたきっかけで今まで経験したことのないような素晴らしい人や物に出会えたならば、「こんな経験もできるのだから、もうちょっとだけ頑張ってみよう」と思うのである。これからの医師には、自らを〝医師たらしめるコツ〟を見出していく必要がある。そうでないと、重圧に潰れてしまいかねない。医師モードに突入させる何かを用意しておく必要があるのである。

北野武が言っていた言葉だが、よく自分を振り子にたとえるのだそうだ。お笑いでふざけているビートたけしの対極で北野武として映画を撮っている。この振り幅が大きすぎてもいけないの

JCOPY 498-00994

だが、ほどよく切り替えることにより道楽を見出し、愉しい人生を歩めるのだそうだ。わかるような気がする。

医師にとって最大の喜びは患者の笑顔であることは間違いない。これは本当の事実である。しかし、いつ治療が成功するかわからないような患者を永続的に診ていくには、時々、別の方向に気持ちを振ることも重要である。ある治療に行き詰まったら、別の方向性を考えなければならない。それをいつまでもひとつのことに固執しているとタイミングを逸してしまう。だから、医療とはいえども、関係ない分野からの触発がヒントになることもあるのである。

医師のちょっとしたこだわりについて紹介しておく。医師は日ごろの激務の中で、何とか自分なりの癒しを見出さなければならない。どうせ同じ仕事をこなさなければならないのであれば、楽しく仕事をしたいものである。これはビジネスマンにおいても、どの業界でも、仕事人であれば共通して言えることである。幸い医師の仕事は、服装や持ち物にそれほどの制限はなく、清潔で派手すぎなければ容認される部分が多い。

こうした中で、少しでも気持ちが安らぐグッズとして、性能の良い手術器具や聴診器を使い、診療能力を高めるということも大事であるが、誰にでもできるちょっとしたことで考えるならば、筆記用具と靴にこだわってみるのもいいかもしれない。

私の工夫を少し紹介しておく。筆記用具の需要は、今後電子カルテの普及により減少することは間違いない。そんな時代、そんな世の中であるからこそ、手書きにこだわってみる価値がある。得意気に言うことではけっしてないが、私は万年筆を使っている。万年筆では、筆圧を強くかけられないので、やさしく書く必要がある、イライラが募ってくれば字は乱雑になり、力もこもってくる。万年筆を使っていると手の力を抜かなくてはならないので、自然と肩の力を抜くことができる。書く瞬間にいくらかではあるが、イライラが解消される。万年筆を使っていると、なぜか特別な気持ちになる。字を丁寧に書く気持ちが芽生え、文章を書くことに興味が出てくる。さらに正しい日本語を使ったり、丁寧な言葉を使ったりしようという気持ちにもなる。

書く道具は身の回りに溢れている。何かを伝えるのには電子メールが重宝するが、一本ウン万円もする万年筆をなぜ買ってしまうのか？　一言で言えば温もりである。慌しい毎日の中で、ふと立ち止まり、愛用のペンを取り出し、眺めて、握って、書いてみる。ゆっくり考えることや落ち着きといった日常生活の中で忘れがちなものや置き忘れてきたものを、思い出させてくれる感じがするのである。

また、靴は一日の仕事を支える重要なアイテムである。しっかりした良い靴は何と言っても疲れにくい。研修医で病棟内を駆けずり回っている時期はスニーカーのような素材でも仕方ないが、ある程度の経験を積んだら、しっかりした靴を履いてみるのもいいであろう。

〝お洒落は足元から〟ということはよく言われる。いい靴を履いていると、見る人が見てくれれば必ず褒められる。サンダル履きの医師をみかけるが、これはあまり賛成できない。私だけかもしれないが、白衣にサンダルは似合わない。床屋みたいで、サラリーマンにたとえるならスーツにサンダルではイマイチである。「ビジネスマンにとって会社は戦場で、靴は鎧だ」と表現される。

それぞれ、自分に合ったこだわりを持つことは悪いことではない。君たちにもひとつやふたつ、こだわりはあるであろう。ただこれは個人個人思うところはあるし、診療が第一でそんなものに金を掛けるのはナンセンスと考える医師もいると思う。それはそれでいいが、私の言いたいのは、何でもいいからセルフイメージ、すなわち自尊心を高める工夫が大事だということである。

自分はそのようなことに興味はなく、どんな状態でもベストを尽くせるという人はそれでも構わない。服装や身なり、筆記用具を整えることにより、医師としての自覚をキープすることに一役買う効果をもたらせるのではないかと考えているだけである。だから、自己管理の苦手な私は、無理をしてでも、いい筆記用具といい靴を使って行くことにする。

近い将来大人になれば、君たちにもこの気持ちはわかってもらえると思う。

世の仕組みを変える医師の感性

世の中では不況が続いている。派遣切りや内定取り消しなどが問題となっている。テレビでのそうした報道を見ると「厳しい世の中だ」と思う一方で、「不況などと嘆いていても、結局は誰も助けてくれないのではないか」と感じる。「国や政治が悪い」と言っていても何も解決しない。もちろん、私は弱者切り捨ての世の中がいいとは思わない。富裕層は貧困層の面倒をみる必然性はないが、共感し、より暮らしやすい世の中を作っていくことが大切であるとは思っている。それには、「医療に携わる私たちの感性をもっと参考にしろ」と言いたい。医師になるということは、そうした社会の歪みに対してメッセージを伝える気構えを持つことも必要だ。なぜなら医療者が、もっとも富裕層と貧困層とを分け隔てなく観察する機会の多い職業だと思うからである。人間の本音に迫れる部分において、これ以上の仕事はないと思うからである。

少し大きな話をするが、もはや三〇年後の温暖化の状況の予測はたたないものとなっている。経済もこの百年来最大の危機に直面し、新たな世界恐慌のプロセスに入ってしまった。アメリカが世界にあまねく広めた市場原理主義、資本万能論が音を立てて崩壊し、同時にアメリカ流の価値システムが政治、人倫、教育、法制、労働観などあらゆる面で激しく揺らいでいる。

JCOPY 498-00994

君たちはこれからの世の中がどうなっていくかわかるであろうか。確実なことで言えば、怒涛の少子高齢化である。子供は減り、老人が増える。世の中を見据えた場合に、増える高齢者たちをどのように扱っていくかということに、多くの時間が割かれて議論されるようになる。医療の現実は、ドラマの中のように子供や若い患者ばかりの世界ではない。イケメンドクターや美人ナースは数えるほどしかいない。

今も高齢者は多いが、君たちが医師になった頃は、小児科以外はおそらく患者は老人だらけになる。医学部を目指す人たちは、一度、病院の待合室を覗いてみる必要がある。お年寄りがいかに多いかを実感するべきである。老人が増えるということは、癌や心臓病、脳梗塞などの病気にかかる人が増えるということである。医師の負担は際限なく増えていくであろう。病気のお年寄りを相手に、一日の大半を過ごすことになる。老人が好きでない人や、ドラマのように、いたいけな少女を助けるものと勘違いしている人は考え直すべきである。

話は変わるが、町に水不足が発生した場合に、対処はどうしたらよいであろうか。「水を豊富に供給する」と答える人はいないであろう。水を外国から買って供給すれば水不足は解消されるが、それができないから困っているのである。どのようにして水を得るかを考えていくことが重要で、「水がないのが悪い」などと言っていても始まらない。

原因として、しばらく日照りが続いているということがわかった。生き延びるためにまず必要なことは、「今、水がない」という現実を受け入れることである。それがとても厳しい状況であったとしても、直視しなければ話は進まない。水がないという現実から目を背けて、「きっと、どこかにあるはずだ」と期待しているだけでは何も解決しない。ない現状をまずは認めて、次にしばらくはこのない状態が続くということもしっかり想像する。一見希望がないようだが、ないものに期待を持っても仕方がない。

次に水を手に入れる方策について考えを巡らす。その水がはるか遠くであったとしても、上流のダム湖にあるとわかれば、それを持ってくることはある程度実現可能かもしれない。しかし、雨降りに任せるとか、井戸を掘って水が湧くとか、そういうことにしか頼れないとしたら、いつ手に入るかはまったく見通しが立たない。焦らず冷静に、しかし、必ず水が手に入る日がくることを信じて、今はつらくともやっていくことが必要である。

今、私たち医師たちは、この水不足の状況をどうやって水不足に悩む人たちに伝えるかを模索している。つまり、限られた医療資源をどのように患者に分配していくかということに、常に頭を悩ませている。

患者の社会的立場や経済状況、性格などで医療行為は微妙に変化する。患者の望む方向で医療を提供できれば問題はないが、実際にはその時々の病院の状況で医療体制は変わる。患者の受け入れをできるかできないかの違いが、数分のタイミングで運命付けられることが実際にある。お金がない患者やお年寄りには、高額医療を提供できないこともある。富裕層には高度な医療を、貧困層や老人には妥協した医療をということであれば、それは偏った医療行為である。常にジレンマと格闘しているのである。そんなことを考えると、社会の状況を真剣に捉え、仕組みを変えていけるのは実は医療者だけなのかもしれないと思う。

また、少し話は変わるが、二〇一六年のオリンピック開催都市レースにおいて、東京都が一次選考をトップで通過したそうだ。東京以外に、シカゴ、リオデジャネイロ、マドリードの三都市が候補に残っている。今後ますますレースは過熱していくであろう。しかし、各都市の地元世論調査をみると、温度差が感じられる。東京以外の三都市では約八割の市民がオリンピック招致を支持しているのに対して、東京都民は約六割の支持にとどまっているのだそうだ（二〇〇九年一月現在）。開催に向けての招致の足を引っ張っているのが、実は国民のやりたくない感情なのである。

政治の空転や雇用問題、景気の悪化、年金問題などが山積するこの日本において、「オリンピックに浮かれている場合ではない」と思う人たちが多いのかもしれないが、そんな簡単な理由だけではないと思う。なぜなら、支持しない人たちの多くは一〇～二〇歳代の若者、しかも特に女子に多いのだそうだ。彼女たちが、「オリンピックを開催するにはお金がかかるし、環境が破壊されるかもしれない、治安はどうなるのだ」などということを深く考えて反対しているわけではけっしてないであろう。単に関心がないだけだ。オリンピックで感動や勇気を貰おうなどとは考えていない。そんなことをしなくとも、身近にはアイドルや映画スターなど憧れの対象はたくさんいる。オリンピック開催なんてことよりは、明日のデートやコンサート、ファッションやグルメ、余暇の充実した過ごし方を考える方が余程愉しいのである。

紅白歌合戦を観なくなり、すき焼きが豪華な食卓の定番でなくなり、バーバリーのコートを着なくなり、お台場がデートコースから外され、遠足のおやつは三〇〇円以内でなくなり、サザエさん症候群の子供は減った。横並びの価値観はもう存在しないのである。これだけ多様化した文化を考えれば、もうこの日本人をオリンピックなどというもので一定の方向に振り向かせること自体が不可能なのである。君たちもそう思うであろう。

そういう若者たちが、どんどん医師になっていくということである。昔ながらの古い慣習というものに縛られない君たちなら、医療をキャッチアップして制度を変えていける礎となり得るであろう。医療をあまねく提供できるシステムの維持を目標に、日本を医療崩壊の淵から救うべく私と一緒に立ち上がってもらいたい。

JCOPY 498-00994

選別される患者と医師

わが国では戦う態勢を造ると戦争になると考えている人が多い。だから、「自衛隊をがんじがらめに押さえつけておくべきである」という主張が生まれる。そうすれば戦争にはならない。しかし、結果として北朝鮮の拉致問題も、東シナ海の油田問題も、竹島や北方領土の問題も解決することはない。

ここまで、いろいろと医療に対する負の側面をあげつらってきているのは、私も戦う態勢を示しているからである。正義感たっぷりの大人しい医師の言うことだけだったら、君たちも不快な思いはしない。しかし、結果として医療問題は解決しない。相変わらず患者のたらい回しや医師の過労死、医療事故はなくならないということである。

国の医療費抑制政策は、手を替え品を替え今後も断行されていくであろう。その矛先に向けられる対象が高齢者であることは間違いない。後期高齢者医療制度という名前は廃止されるかもしれないが、何らかの形で自己負担が増額されていくことは、今後の日本を予測すれば誰の目からみても明らかである。すでに、国民皆保険制度は破綻しかけている。これからの医療ニーズを、現行の保険制度だけで維持することは不可能となる。その結果どういうことになるかというと、なし崩し的な混合診療の解禁である。

現在の保険医療では、混合診療は禁止されている。すなわち、医療保険を受けるならすべて医療保険となるし、自費ならすべて自費になり、混合は認めないということである。保険医療に認定される診療というのは、有効性と安全性の証明されたものという前提があるので、混合診療の禁止には、そういうものが確保されていない医療を排除する機能がある。

また、一連の診療の中で、ある部分は医療保険を使い、保険でカバーされていない部分は自費でやるということも原則認められていない。つまり、現行の医療制度では、「お金を積むからプラスαの治療をしてくれ」と言われてもできないのである。市場化論者は、「これを撤廃しろ」と言っている。

このままの保険制度では、平等な医療費負担はできなくなる。このため、公的保険と民間保険との二階建て保険制度へ移行していくことは、諸外国の歴史が証明している。つまり、「まだ、有効性や安全性は未知の最先端医療ですが、ここから先は自腹で払ってくれるのであれば可能です」ということになる。

その結果どうなるかというと、〝自分の健康管理は自分で責任を持つ〟という気運が生まれる。もう効くかどうかわからない治療を、自分の判断で受けるようになるのだから当たり前である。もう既にそうなりつつある。そして、そうなると最も弱い立場に立つのは金のない患者である。金がなければ市場には参加できない。つまり医療サービスの購入ができない。

医療を人間の生存権と大げさにみなせば、金のあるなしで生存権が左右されることになる。また、民間保険と共同で、株式会社の病院参入も行われていくであろう。株式会社はビジネスであり、慈善事業ではない。効率の悪いビジネスはしたくないはずである。簡単に言えば、貧しく合併症が多く、手間のかかる患者は診ないということになるであろう。これは現実にアメリカで起こっている。

WHOは日本の医療制度のアクセスを世界一と評価している。いつでも誰でも金のことを気にせず医療を受けられる。金持ちと貧乏人とが同じ医療を受けるのが理想で、日本はまがりなりにこの理想を貫いてきた。「あなたは貧乏人だからここまでしか医療サービスはしないよ」とはけっして言えないだろうし、言わざるを得ない医療ならば医師にはならなかった。多くの医師がそう思ってきた。

しかし、もうそんなことは言っていられない時代に突入した。今の医療制度を完全否定する医師は少ないが、ベストだと思う医師も激減した。先進医療だけを考えれば、混合診療による医療の市場化は医師の望むところだ。「保険で承認されていない新しい薬や手術を実験的に行っていける」と考える大学病院の医師であれば、賛成するものも出てくるのではないか。つまり、どういう流れになるかと言えば、混合診療のできる付加価値のある医師は稼げるが、そうでない医師は稼げないということが起こってくる。患者にとっても医師にとっても、混合診療は格差を広げるということなのである。

保険制度にかげりがみえて、医師不足が深刻化し、地方から徐々に始まった医療崩壊の先に見えてくるものは何か？　それは医療全体への不信である。表に出てこなかった医療事故に国民は大きな衝撃を受けた。入院する患者や家族は、治療がうまくいくかを固唾を呑んで見守っている。患者の中にも「病院や医師は慎重に選ばないと、わが身を守れない」と考える人が急増した。病院ランキングを扱う本が目に付くようになったのもそのせいである。今日、病院ならどこでも安心などという神話は崩れ去ったのである。

これからの医師は患者から選定されることになる。そして、保険の所有を巡って患者も病院から選ばれることになる。医師という肩書きだけで信用されることもなければ、患者という立場だけで優良な医療を受けられることもなくなる。実際の臨床の現場においても、医師は患者や同僚から信頼されなければ尊敬を得ることはできないし、患者は病気であったとしてもマナーを守れなければ敬遠されてしまう。

患者や同僚から信頼の得られない医療現場は、医師にとってけっして居心地の良い職場ではない。すでにそういう傾向はある。まわりのスタッフとうまくコミュニケーションを取れない医師や、患者からの評判を得られない医師は、病院から立ち去っている。辞めた医師はどういう医療を行っているかといえば、多くはフリーター医師に転向している。病院を短期間で辞めて、また、条件の良い病院に勤めるということを繰り返しているものもいる。食っていけるだけ稼げて、自分の時間を愉しめるほうが人生は有意義であると考える医師が増えている。

患者が弱い立場なのもよくわかるが、節度やマナーを守れなければ良好な医師―患者関係を築くことはできない。わがままや自分勝手で医療を独占することは許されない。コンビニ受診は、医療者が蛇蝎のごとく嫌っている行為である。

医師が「どういう医師を目指したいか」ということと、患者が「どういう患者を目指したいか」ということは、はっきりしている。お互いに病気を治したいし、治されたいと願っている。そんな簡単なことが、ちょっとしたボタンの掛け違いやシステムの不備でうまくいっていない部分がある。これからはお互いの条件を出し合って、マッチしたもの同士が契約を結び、診療行為が行われていくような気がする。患者が混合診療に同意してくれるか、してくれないかは、医師に対する信頼が大きな要因となる。混合診療の多少により、医師の付加価値は決定されていくであろう。

臨床医と研究医の違いは？

「医師になって何をしたいか」ということを考えた場合に、大別すると二つのコースが存在する。診療に従事する臨床医と、実験を中心とする研究医とである。患者を直接診察して治療したいのか、あるいは基礎的な研究を行い医学の発展に貢献したいのか、目的に応じて進む方向は変わってくる。本項では臨床医と研究医の違いについて述べてみたい。

臨床医における最も大切な社会的使命は、言うまでもなく病気で苦しむ人々を救うことにある。それには、先駆的な手術や治療を学び、模索していくことが必要である。しかし、そうした中において研究医と違うところは、「創造性が却って危険だ」ということである。

たとえば、一般には認められていないような薬を投与する内科医や、思いつきで術式を変えてみたりする外科医は、あまり好ましくない。このようなことは、通常行ってはならないことで、患者としてはあまり診てほしくない。創造性が高じて、自分よがりの医療になってしまうことが危険なのである。実際に、多くの治療法や手術法などがマニュアル化されている。

一方、〝そうぞうせい〟と言っても想像性（イマジネーション）のほうはとても大切である。外科医では、何時間にもおよぶ手術を最初から最後まで頭の中で瞬時にシミュレーションしなければならない。そういう意味での想像性は逞しいに超したことはない。

大学病院の医師は、地位や名誉にまったくこだわらないと言えば嘘になるかもしれないが、それよりも自分で自分の人生に満足できているかどうかで働いている場合が多い。報酬のけっして多いとは言えない大学病院に残る医師は、ある意味自分のこだわりのある人間が多い。臨床に関して、趣味的な域に達するまでの専門性を持っている医師がいる。だから偏った人間が多いかというとそういうことではなくて、突き詰めたい分野や領域があるということである。

臨床医にとって最大の喜びは、自分の患者が回復して、明るい笑顔を取り戻すことに疑いはない。それは患者やその家族から感謝されたい、といった俗な精神ではなく、自分が人の役に立ったという満足感である。あるいは、自分の診療が功を奏したという達成感である。臨床医療は、先人たちの経験を模倣し、それを踏まえて自分の知識や技能を身につけていく現場なのである。

もう一度言う。臨床医の辛いところは、「勝手な創造性を発揮できない」ということだ。高い知能や創造力を持った人間が、新規のアイデアを発揮できなければ、型の中でしか動けない。そんな臨床の職場にいることに限界を感じてしまうことがあるということである。

一方、研究医においては、「他人と同じことをしていてもまったく評価されない」ということである。そこにはオリジナルなテーマや発見が必要で、創造性が最も重要な動機付けになる。知能の高い人間にとっては、創造性を発揮して新しい発見をするということは、報酬や名誉、権威といった俗界を超越した喜びがある。

臨床より結果が明確であり、才能と努力とがものを言う世界である。臨床医より、余程ガチンコで勝負している研究者も多い。正直言って、それが人の役に立とうが立つまいがあまり関係ない。〝真理の追究と解明〟という最も知的好奇心を刺激する美酒に酔いたいと願っている。

サイエンスというのは本来そういうもので、「○○病の治療に役立つから」「××症の診断に応用できそうだから」という近視眼的な目的のためにやっている研究者はむしろ少ないかもしれない。そのくらいの気持ちを持っているほうが、却ってひたむきで社会的貢献につながるような本質的な発見ができる可能性を秘めている。

研究者は、時間に縛られることが少ないのが利点である。好きな時間に来て、好きなだけ研究をして、好きな時間に帰っても許される場合がある。一日三時間しか働かなくても、人が唸るような業績をあげれば誰も文句を言わない。

もう一度言う。研究医の辛いところは「結果がすべてだ」ということだ。高い知能や創造力を持った人間がいくら新規のアイデアを発揮したところで、発見に至らなければ、何もしていないのと同じことである。そんな研究の職場にいることに限界を感じてしまうことがあるということである。

JCOPY 498-00994

だから医療現場というのは、臨床と研究とを真の意味で両立することは難しいかもしれない。研究と聞くと、一般病院の医師の中には「とてもそのような難しいことはできないし、興味もありません」と言う人もいるし、逆に、臨床医になって五、六年すると、本格的な研究をして自分の実力を試してみたいという強い衝動に駆られる医師もいる。そこで基礎研究者に転向するものも少数であるがいる。

基本的には、臨床でも研究でもどちらにおいても、一生を賭けて働くに値する素晴らしい仕事であるとは思う。しかし、多くの大学病院ではどちらか一方にしか重点を置けず、その中で葛藤している医師が多い。多くの医師はフラストレーションを抱えながら、診療と研究の間で悩み、諦めていくのである。

しかし、医師になった以上、一時期は研究というものをやってみるのも良いと私は考えている。多くの医学研究の道のりは長い。私の経験から言うと、大学院で三、四年間研究生活をしたからといって、新たな発見を見出せるほどの目を養えるかといえば、医学研究はそんな甘いものではない。だからと言って、「短期間だけ研究に従事しても医師の臨床能力には関与しない」という考えが、「研究をしないことが良い」ということを意味するものではない。なぜなら、研究をしないとそれすらも考えることができないからだ。

要するにきっかけなのである。研究は医療の原点を見るということなのである。基本的な検査の方法を経験したり、科学的根拠につながる基礎実験を体験したりして、多くの医師にとっては、最終的に「やっぱ俺には、研究はむいていないな」と思う場なのである。「俺はメスを握り、癌を切除することに賭ける」、「私は、患者との対話の中から悩みを聞いてあげる」ということを改めて自覚させるだけでも、医学研究の体験は必要なのである。

私も一〇年来研究生活を続けてきたが、実際の診療に大いに役立ったという経験はごくわずかである。だが、面白いかどうかは別にして、こうして理路整然と文章が書けるようになったことや、人に伝える重要性を感じるようになったのは、間違いなく研究から学んだ忍耐力や発想力に基づくものなのである。

もう一度臨床と研究の違いを述べると、想像通り研究より人間の体のほうが余程複雑で、予想し難く、とらえ所がない。体の外からみる診察所見や検査データは、複雑な人間の体の氷山の一角をみているのに過ぎない。血液検査のデータも細胞外の数字をみているわけで、実際の細胞内でどうなっているかなどはまったく分からないのだ。

エビデンスに則れば、この治療が効くはずなのに、回復がいまひとつということは、医療現場ではしばしば経験することである。その一方で、「もうかなりやばいな」と思っていた患者が、急に快方に向かったり、劇的に回復したりすることもある。

そんな人間の複雑なメカニズムに比べれば、研究の方が論理的である。人体と違って研究はやり直しがきくし、評価も単純明快であると思う。しかし、研究の辛いところは、何度も繰り返すが「結果が出なければすべては無駄だ」ということである。そして、学歴や過去の実績が何の役にも立たない。実力がすべての厳しい世界である点では、プロスポーツや芸術家と似ている。

従って、研究テーマはよく考えないといけないと思う。教授の言われるがままの研究をやるのは、あまり賛成しない。なぜなら、忙しくなると、途中で放り投げることになりかねないからである。私は、大学院初年度の主任教授が退官前で、「次の教授から指導を仰いでください」と言われ、大学院へ入学したものの、一年間は研究を始められなかった。しかし、一年ブラブラしていたお陰で、徐々に研究意欲が湧いてきたのかもしれない。そこから怒涛の論文二〇〇本を叩き出し、今日の私がいる。

女医の増える時代

女性医師の割合が年々増加している。二〇〇八年度の医師国家試験の合格者総数は七七三三人で、男子五〇六七人（六五・五％）、女子二六六六人（三四・五％）であった。二〇〇〇年以来、女性の合格率はずっと右肩あがりに増えてきている。近い将来、医師の三人に一人が女性になると考えられている。そんな状況だから、現場においても、この数年間で女医の割合が増えていると実感している。

なぜ女医が増えているのか？　理由は極めて単純である。やる気のある女性が医師を目指すようになったからである。どの世界でも女性進出が目覚しく、医療業界とて例外ではない。女性でも学力さえあれば、医学部受験で合格することは珍しいことではない。概して男性に比べて、女性のほうが勤勉で真面目であるからして、成績だけを考えれば、医学部の合格ラインに達する女子高校生などはたくさんいる。そして、入学後においても順調に進級し、確実に医師になる。

いかに女医パワーを医療の場で活用していくかが、ようやく議論されるようになった。女医が増えることは、病院が華やかになって、個人的にはとてもいいことだと思っている。しかし、どの分野でもそうだと思うが、問題とされることは、女医はキャリア形成をする時期にちょうど結婚や出産・育児が重なり、残念ながら第一線の職場から離れなければならないということである。また、女性は男性よりも一般に体力が劣り、大学病院での勤務や、宿直が続く体制では体力的に問題が生じてくるのも事実である。

JCOPY 498-00994

妊娠、出産時は勤務が不可能となるし、育児では子供の面倒をみてくれるところを探すのは至難の業であり、やっと保育園に入れたとしても終わる時間に迎えに行かなくてはならず、夜はずっと面倒をみなくてはならない。子供の具合が悪くなって保育園から呼び出しがかかったり、朝、急に熱を出したりする。保育施設やベビーシッターなどは金銭的負担が大きく、勤務医では容易に支払えない。配偶者や親などの強力なバックアップ体制なしでは常勤を続けられない。また、キャリアアップや専門医の資格取得の面でも、女医は少数派でありロールモデルが少ない。もちろんすべてというわけではないが、以上のような問題が女医にはある。

私たち医療界では、良い意味でも悪い意味でも、基本的には女医にも男性医師と同じような労働を強いることが多い。女性だからという立場で多少の考慮はするが、基本的には給料は同額なのだから同じ労働条件にしないと軋轢が生ずる。それは子育て中でもそれ程変わらない。女医が病院を離れる理由は、その状況では生活と仕事とが両立できないからである。周りからの理解の欠如、労働条件の厳しさ、本人の不安定な生活などから、やむをえず医療現場を去る。そんな古い体質が残っているのが医療界である。

こうしたことを改善し、有能女医の有効な活用を真剣に考えなければならない時代にとっくに突入している。

いきなりこう書くと、「〝有効な活用〟という表現は相応しくない。女性は道具ではない」という批判に必ずなる。はっきり言うが、女医に限らず〝医者は道具〟だ。今のこの日本において、医師は社会保障を担うただの兵隊だ。管理者から見れば、働く医療者は〝稼ぐ医療器具〟でしかない。医師の価値なんてことを真剣に考えているから概ね医師は辛くなる。人間の健康を影で支える医療機器とでも思っていたほうが、私は気楽だ。だから、どんなことがあろうと、現時点では、自分自身で何かを支えに医療をまっとうしていくしかないのである。

女性で医師になりたい学生たちに言っておく。どう考えたって今の医療界の仕組みを考えれば、気楽な男性医師より女医としてまともなキャリアを積んでいくことのほうが不利だ。私はきれい事は嫌いなので、「そんな職場は良くない」などと、誰に向かって言っているかわからないようなことを言う気はない。勘違いしないでもらいたいが、私は女性を差別、あるいは蔑視しているわけではけっしてない。男女は区別されるべきなのである。医療界に限って言えば、女性は男性に比べれば、どうしたって不利で弱い立場にならざるを得ない。男女平等というと聞こえはいいが、結果的には女性に不利な世の中になってしまう。男女同権ということは、女性が世の中で男並みに働くということとは少し違うと思う。女性は優遇されるべきなのである。

医師の集団の中に女医はどう考えても必要である。男だけの職場なんてものは想像したくない。「研修医に女医さんが来てくれないかな」といつも思っている。男なんてものは女性と仕事をすることで、その威力を発揮するものなのである。女医にしても、「自己中心的な男性社会は嫌いなので、女性だけの世界で仕事をしたい」と望んでいるかといえば、けっしてそうではない。男社会にうまく溶け込み、一緒に仕事をしたいと思っている。「女社会での活動なんてまっぴらごめんだ」と思っている女医が多いのだから、お互いの歩み寄りで最高のパフォーマンスを引き出す現場を作ることがなにより大切なのである。

話が反れてしまったが、三〇歳以降の女性医師の約二〇%が、結婚や出産を終えても離職したままであるという統計がある。そこで彼女たちの出産・子育ての経験を生かしてもらい、産科や小児科医として呼び戻そうという案がある。しかし、一旦専業主婦になった女医たちが、激務である産科や小児科へ復帰する気力があるのか。そもそも医師を続けたいのなら、とっくに復帰しているのではないか、という疑問も湧く。

そこで厚労省は、女医にとって働きやすい職場を提供する目的で〝女医専用医師バンク〟なるものを創設した。医師不足に悩む地方の医療機関のための女医斡旋システムである。話をむし返すが、この言葉一つとってみても医師を道具としか考えてない。医師を通貨ぐらいにしか考えていないことの現れである。病気で悩む患者に対して医療をあまねく提供しなければならない理念は理解するが、結局そうするためには医師を道具のように扱わなければ実現しないということである。

再度話を戻す。いずれにせよ現状では、女医を必要としている病院と働きやすい職場を探す女医とが増えている。大学の医局に頼らず、雑誌の広告やインターネットを利用して転職活動をしたり、人材紹介会社を利用して、より自分にあった病院や働きやすい病院を探したりする女医が増えてきている。

それはそれで無駄とは言わないが、医療界はいつものことながら途方もなく遅れている。「もっと真剣に女医の生産性を向上させるシステムを作らなければ、将来の医療は立ち行かなくなる」ということである。二四時間院内保育園、フレックスタイム制やパートタイム制、女医バンクによる派遣支援など、場当たり的な方策が唱えられているがまったくダメである。

女医が家事や子育てをするのが当たり前という時代ではない（もちろん男がやれと言っているわけではないが）。女医を機能的に働かせるには、メイドを雇うしかない。疲れた女医を休ませるには、家事を代わってあげられるメイドが必要だ。メイドは女でも男でもいいが、今の時代であれば男性でも女医のメイドを希望する人はいるであろう。年収四〇〇〇万円にこだわる某タレント女医の世話をしてみたいという人は、必ずいるはずである（私もしてみたい）。「ニートやフリーターをそういうところに活かせ」ということである。女医の願いは〝癒し〟と〝安らぎ〟である。そんな雰囲気の漂う男性諸君、引きこもっていないで立ち上がってくれ。

医療の現場では、患者に対する女性の気配り、目配り、心配りなどのきめ細かい感性が大切な場合も多い。女医だからこそできる仕事はたくさんあると思う。たとえば超音波検査などは、とてもむいていると思う。小さい癌があるかどうかの緻密な観察が要求される検査なので、注意深く行えば行っただけ、病気の検出率は高くなる。短気な男性が行うよりは、女医が丁寧に行ったほうがメリットは大きいであろう。

また、内視鏡も慎重に行ったほうが患者の負担は少ない。「器用な女医さんのほうがうまい」と感じる患者も多いのではないだろうか。また、産科や婦人科などは、同性としての女医診察のほうが安心するという患者もいるであろう。さらに、増えている女性のうつ病は、女医のほうが同じ感性で悩みを聞いてあげられる可能性が高い。

女医の働き甲斐を考えていたら、医師の待遇の悪さにも改めて関心が向かってしまった。やや、品のない言い方をして申し訳なかった。君たちには、「それほどに医療問題は深刻化しているのだ」ということを理解してもらいたい。「女医を制するものは、医療環境を制する」という日が、もうとっくに来ている。女医発掘に力を入れ、確保し、大切に育てることのできる病院が伸びていくと感じる。

ネット社会の医療

今後の医療を考えた場合に、他の業界と同様にＩＴ技術が駆使されていくことは間違いない。出版業界なんかでも雑誌や本の売り上げがどんどん低下している。インターネットや携帯電話の発達によって、情報はいくらでも拾える時代になった。エンタメ系雑誌の売上が軒並ダウンし、女性誌なんかでもその売上は付録の質に左右されているそうだ。

医療業界においても、電子カルテやオンラインでの論文検索など、コンピューターを扱えない人は医師としての仕事ができなくなる時代になりつつある。当然ネットやテレビ電話を通じての検診やカウンセリングなど、新たな産業が生まれてくることは時間の問題である。今やどんな業界でもインターネットを用いての情報の送受信は当たり前である。特に、医療分野はＩＴの導入が遅れているため、入り込む余地の大きい有望市場である。

ＩＴ大手のグーグルやマイクロソフトを中心に、インターネットを使った医療情報サービスの主導権争いが激化している。特にグーグルでは、個人利用者の病歴や処方箋情報などを専用サイトで一括管理してくれる無料サービス〝グーグル・ヘルス〟を本格的に開始した。オンラインで健康プロフィールを作成し、自分の健康状態や持病、使っている薬などを記入しておくことができる。健康管理に役立つうえに、いざという時にはどこの医療機関にかかっても瞬時に見てもら

JCOPY 498-00994

うこともできる。要するに、ネット上に自分のカルテを展開することができるようになったのだ。今のところ、英語のみのサービスのようだが、日本でもメタボリック・シンドロームなどが問題になっているので、きっと、このようなサービスの需要はあるものと考えられる。

ＩＴが、医療の機能性を高める効果は確かにあると思うが、注意しなければならないことも多い。医療以外の業種の人たちからみると、「医療というのは何と非効率的で改善の余地の多い業種か」と見えるらしい。だから、他の業種で一旗あげると、途端に医療や介護などの分野に進出してくるのだ。ＩＴ企業はそのさきがけ分野である。アップトゥデートな通信システムを構築すれば、作業をスリム化できると一見思われがちであり、その際には経営効率の改善が金科玉条のごとく掲げられる。

経営に関して新規参入者の言うところの謳い文句は、〝意識改革〟と〝数値目標〟である。医療者はそういうことに無頓着なので、経済を知るものや起業家にとっては格好の餌食として狙われやすい。しかし、数値目標を設定して効率化を進める動機付けを行うことが本当に良いことなのか、最終的にこうしたことが本当に患者や地域のためになっているのか、そこのところをじっくり考えなければならない。

ＩＴ企業というと、私だけかもしれないが、どうも胡散臭さが抜けない。金の亡者がはびこらないように、保険で医療報酬を低く抑え、あまり儲からない仕組みにしておくことは、ある意味では納得のいくことである。多くの医療者は、たとえば電子カルテなどのシステムの使い難さを痛感しているから、そうしたＩＴを促すような政策誘導には、簡単には乗ってこない。また、良かれと思う制度変更に安易にうなずく医師も実は少ない。その理由は、制度を変えることによって一時的にせよ仕事が煩雑化するからである。「上手に政府の誘導に乗せられるのではないか」と疑心暗鬼になっているからである。今、忙しい現場で「システムを変えろ」と言ったところで、いくらその先のメリットを謳っても簡単には了承できない医療の閉塞性がある。

だから、「それを代行しますよ」という手口の民間業者が参入しやすいのだ。このため、本来はしなくてもいいことや、しても意味のないことを、理由をつけてするようになった部分があるのではないかと考えてしまう。場合によっては、「金になる仕事を掘り起こしているだけではないのか。他業種から参入した業者が医療や介護で行っていることは、ただ保険医療制度を食い物にしただけではないのか」という感覚がどうしても拭えないのである。

そんな石器時代のようなことを言いたくなる理由は、たとえば、コンピューターなんてものはユーザーが使いやすいようにカスタマイズしていくから使い勝手がどんどん良くなっていくのであって、医療業界のＩＴはセキュリティーの問題からこれをいちいち業者に依頼しないとできない。その場合には、そこにまた予算なんてものが必要になってくる。医療にＩＴを馴染ませるには、これまでの政策誘導のミスを反省するところから始めてもらわないと、信用なんてとてもできないということである。

はっきりしていることは、電子カルテやＩＴは医師の業務を効率化させるものでは、けっしてないということである。それは、一言で言えば、「時代の要請だ」ということである。そして、「歴史の浅い電子カルテが不完全なのは当然だ」ということである。完璧な製品を最初から要求しても、ベンダーもそれに応えることは不可能である。実際に使用した医療者からのフィードバックなしに電子カルテの進歩はあり得ない。欠点だらけを承知の上でも将来を見据えて我慢しないといけないこともあるということなのである。

ＩＴを用いた医療の情報公開は確かに必要だ。しかし、全国どこの病院でも同じような高度医療を提供することなどできないし、それを求めるための情報公開なら、ないほうがましである。画一的な統制などできるはずがないのだから、ありのままを提示し、患者に選択してもらうしかない。

ただ、ネットによる情報公開が進み、医療がオープンになると、ネット上で情報が暴走する恐れがある。どんな業界でもそうかもしれないが、それは誹謗中傷のたぐいである。医療界におけるネットの氾濫は、医者叩きもあるが、患者サイドへ向けられる攻撃もある。

たとえば、割りばしがのどに刺さって死亡した保育園児の診察にミスがあったとして、耳鼻咽喉科医が業務上過失致死罪に問われた裁判があった。二審・東京高裁にて無罪判決がくだされ、東京高検が上告を断念した直後から、インターネットの掲示板「2ちゃんねる」やインターネット交流サイト「ミクシィ」内のブログには、園児の両親を非難する文章が次々と書き込まれた。無罪が確定してもそれに納得しない遺族に対して、「自分勝手」、「クレーマー」などと非難はエスカレートした。それを目の当たりにした母親は、「発言することが恐ろしくなった」と語った。

また、先に紹介した福島県立大野病院の産科医が業務上過失致死罪に問われ、福島地裁の無罪判決が確定した事件でも、死亡した妊婦の父が非難の的になった。自宅住所を調べるよう呼びかけたり、「二人目の子供は危険だと言われていたにもかかわらず産んだ」と妊婦を侮辱したりする書き込みに、父は「罪のない娘まで中傷されることが一番つらい」と話した。

奈良県で脳出血を起こした妊婦が、一九病院に受け入れを断られた末に死亡した問題では、ネットの医師専用掲示板に、妊婦の診療経過など詳細な個人情報が流出し、最初に書き込みをした産科開業医が遺族に謝罪する事態に発展した。同じ掲示板に「脳出血を起こしたにもかかわらず、母体も助かって当然と思っている夫に妻を妊娠させる資格はない」と書き込んだ横浜市内の医師は、侮辱罪で摘発された。

患者側がネット上で激しく中傷されることによって、被害者は萎縮してしまう。他国と比較して日本では、被害者側にも落ち度があったのではないかという偏見が強い。刑事責任の追及は、捜査当局が独自に判断して行うものであるからして、バッシングは被害者の権利行使を妨げてしまうことになる。

君たちも、ネットによる情報集めは得意であろう。受験したい医学部の情報をネットから収集しているものも多いのではないかと思う。だが、公式サイト以外のネット情報は匿名が多く、情報の出処も真意も不明なことが多い。それはフェアではない。意見したかったら身分を明かすことが大原則である。だから私は実名で著書を執筆している。それは、言いたいことを言うための覚悟の現れでもある。

医者のクールダウン

君たちの中で、自分から「医者になりたい」と両親に申し出たものがどれくらいいるであろうか。その時に親に何と言ったのか。もしかしたら、「最後のわがままを聞いてくれ」などとドラマめいたことを言ったのではないか。言っておくが、私立医大を受験する、あるいはしたものにとっては最後なんてものではない。特に金銭面では普通の家庭だったら生涯にわたって影響する

JCOPY 498-00994

ことになる。医師になった後で親に金を返済するのでなければ、一生全部がわがままになるということである。

私は高校三年になってから医師になろうと決心したわけだが、やはり実力が伴わず現役時代は惨敗した。私にとって浪人したことはある程度やむを得ない。高校時代は勉強などほとんどせず、文化祭や音楽、ゲームなどに時間を費やしていた自分が簡単に医学部へ合格してしまっていたら申し訳ない。受験勉強のスタートが圧倒的に遅れていたわけだから自業自得である。ただ、ずっと医学部受験のことだけは、片時も忘れず内に秘めていた。その思いを自分なりに徐々に増幅させていた。周りの連中には言い回っていたし、付き合っていた女子高生にも「オレ医学部目指してんだ」などと吹聴していた。高校生活が終了し、浪人が決定したと同時に、一年間は勉強だけに集中して来年は必ず医学部合格を果たすという誓いを立てた。最終的に私を医学部合格へと至らしめた最大の要因は、なりたい気持ちと、負けたら後がないということ以外にはなかった。

そんな高校時代には夢にも思わなかったことで、医師になってから直面した医療の現実を正直に話しておく。

夢と希望に満ちて医師になり、医学部を卒業した直後は、「これからは患者さんのために働こう」

と、どんな医師でも思う。研修医であれば、こうしたモチベーションを維持するように努力するし、患者から学ぶことも多い。連日の忙しい診療に屈することなく、実にすがすがしく働き、頼もしい連中も多い。そして、駆け出しの若い医師には頻繁に宿直業務が課せられる。そこでは二四時間救急患者の対応に追われ、肉体的にはきついが、このような救急の現場で多くのことを体験し、学び、診療能力を上げていく。

しかし、ある時期、真面目に医療を遂行しようとする意欲にクールダウンが起こる。二、三年くらいの年月がたつと、医師は技術に自信を持ち始め、慣れてきた影響もあり、徐々に横柄な態度を取ったり、仕事に優劣をつけたりする場面が増えてくる。その背景には、初心を忘れているということもないではないが、実はそればかりではない。患者は常に医療を必要として、困って病院に訪れるわけではないということに気付く時期がくるのである。

酔っ払いや喧嘩による怪我、薬物中毒、自殺未遂患者の説得、やくざの抗争（指つめ）の後処置などは日常茶飯事である。さらには、日ごろの不摂生を棚に上げて、糖尿病が悪化したと言っては来院する患者、薬をまったく飲まないで、遊び歩いてけいれんを起こすてんかん患者、たばこをやめようとしない喘息患者、夜中の時間帯に風邪をひいたと言っては来院し、ゆっくり点滴を受け一晩ぐっすり睡眠をとり、翌朝病院から出勤していくOL患者、日中は混んでいるからという理由だけで夕飯後に子供を救急外来に連れてくる母親、無料であることを理由に救急車を夕クシー代わりに使って来院するパニック障害患者、アルコールをやめない肝硬変患者、塩辛い物好きの血液透析患者、など挙げればきりがない。

それぞれ事情があることもよくわかるが、こうした患者の診療は、日中の激務の後にそのまま寝ずに宿直している医師にとっては、とても辛いし、歓迎できない。一睡もできなくても、翌朝から当然のように通常の勤務が待っている。医師にとって三六時間働き通しということは、珍しいことではないのだ。

もっともやるせないと思う患者は、家族から見捨てられたような患者である。家族とは絶縁状態で、生活保護を受け、お金がなくなりそうになると病院を医療付きのホテルのように考えて、理由をつけて入院を迫る。私は、脳卒中患者を診療することが多く、急性期の治療の後に麻痺や言語障害が残った場合にはリハビリテーションが非常に大事になってくる。慢性期に家族の協力が得られなかったら最悪である。いつまでも笑顔で「病院のほうにすべてお任せしたいと思います」なんて言う家族は、私の心のブラックリスト入りとなってしまう。

こうした患者の対応業務が続くと、医師は歓迎されない患者に対しては、どうしても威圧的になってしまう。それに乗じた態度が、他の患者に影響することがないわけではない。もちろん、誤解のないように言っておくが、社会復帰を目指して毎日頑張っている患者もたくさんいる。

こんな時、医師は情熱を持って診療に当たっていた時期から一旦クールダウンしてしまう。卒

JCOPY 498-00994

後三、四年目くらいの医師は、そんな患者との葛藤の中で業務を行っている。ともすると、患者不信の気持ちが優位に立ってしまい、その後もそのままの気持ちでの医療を行っていった場合には、医師にとっても患者にとっても不幸である。常に新たな気持ちを取り戻す機会を得なければいけない。私の経験上、医師が初心を取り戻すには、不謹慎かもしれないが、患者の臨終の瞬間に立ち会うことである。改めて、身が引き締まる思いがする。

私は講師という職を得てから、直接の主治医としては、救急外来担当などの第一線の医療現場に立つ機会が減った。医局運営や下級医・医学生の教育などに時間を割いている。だからこそ、せめて一年に一回は臨終の現場に立ち会い霊安室に出向こうと思っている。

「医師になる確かな動機はなかった」と私は、再三述べてきた。そのためか、私は医師になったことに対していくらかの劣等感を抱いていた。しかし、見方を変えると、それは自然発想の中で生まれてきた思いということでもある。動機がある医師をもちろん否定はしない。たとえば「肉親を亡くして」とか、「優れた医師に憧れて」などといった理由は、確かに医師になりたい気持ちを奮い立たせるのに、十分な動機になり得ると思う。

しかし、私にとって何となく思い立ったということは、長い気持ちの中でのくすぶりが、ある瞬間に開化したということでもある。「自分にとって何が大切で、何ができるか」ということをずっと考えていれば、何かをきっかけにひらめくということがあってもいいのではないかと思う。安直と言われるかもしれないが、そうした動機にも確かな動機に負けない価値があるのではないかと感じている。

感情というものは、それ程長続きしない場合もある。オリンピック金メダルやワールド・ベースボール・クラシック世界一は確かにすばらしかった。しかし、月日が経てばそうした感動は必ず忘れ去られる。四年も経てばまた、新たな大会が始まる。だからむしろ、長い日々の生活の中で自然発想的に生まれた理由というものでも、動機の役目を果たせるのではないかと今は無理やり自分を納得させている。

理屈を語ったが、言ってみれば単なる思い付きと憧れで医師になった私ではあるが、世の中のことをよく知らないだけに、いろいろな人間がいることを知った。大きな理想を掲げないだけに、紆余曲折はあるものの、その都度気持ちを切り替えることに成功している。医師になってしまったものは仕方がない。これからもさまざまな葛藤の中で医師を続けていくであろう。できるなら、高校時代〝あの医師になることを決心した日〟の気持ちのままで。

JCOPY 498-00994

医者の唯一の取り得

この章の最後に私を土台とした医師像を述べておく。医師というものは実は、看護師から幾度となくクレームを聞かされる集団である。看護師は、「なぜ医者はこんなに幼稚な奴が多いのだろう」と疑問に思っている。医師は基本的には偏屈で、我儘でお調子者で、人には甘いが、自分にはもっと甘い。迷惑をかけてばかりの性格異常者である。何の根拠もなく自分は頭がいいと思っている。「自分には才能がある」、「やらせれば器用にできる」と思っている。

かつては、間違いなく自分もそのひとりであった。しかし、まったくダメでは医師は務まらない。ひとつくらい良いところがあるので、何とか社会の中で暮らしていける。あるいは、医師の集団の中なので、何とか溶け込めていると言ったほうがいいかもしれない。

医師はカルテやレントゲン写真は出しっぱなし、自分の机は散らかり放題、時間には特にルーズ、約束は守れない、言ったことも聞いたこともすぐに忘れる、字は下手、まともに書類も書けないし、大事な書類の管理もできずに時々失くしてしまう、複雑な話は通じない、まわりの空気が読めない、まったく躾がなっていない驚異的な世間知らずであるが、そのことを自覚していない。

さらに、これまた結構な確率で男性医師は何の根拠もなく女にモテると勘違いしている。医師の全員が着ているにもかかわらず、自分の白衣姿が特に格好いいと思っている。自分はデキル、有能だと思い込んでいる。大学の給料だけではたいした稼ぎにもならないのに、外車に乗ろうとする。無理をしてローンを組んで何とか外車を買い、銀行の残金はすっからかんにもかかわらず一度乗ったらスター気取りである。外車に乗っていれば、格好いいと思っているかもしれないが、どことなく勘違いしている。

看護師は、看護部長や総看護師長の指令のもとで統制をとれるが、医師は院長や科長の指示など聞きやしない。強い個性を持っていて、向いている方向がバラバラである。統一はとれないし、オレ流を崩さない。それどころか命令系統や伝達系統すらはっきりせず、医師個人個人が一国一城の主で、ひどい場合には病院内で開業しているように勝手に振る舞っている。医師という集団の意志を統一するための医局会義を開いても、従うことはない。院長の懇願に近い要望にも耳を貸さない。それどころか会議にも出てこない。

医師は患者の気持ちを深いところまでは知らない。忙しさを理由に患者の話を長く聞こうとしない。困っている患者にどのように声をかけていいかわからない。早い話が、医師は看護やケアの仕方を知らない。くどいようだが、これらはすべて自分のことを振り返って言っているのでご勘弁いただきたい。だからこうして断言できるのである。多くの医師はそうでないことを祈っている。

なにゆえ医師は偉そうにするのか。理由は、偉くないからである。偉くない男に限って偉そうにするのは、それはもう器の小さい男の悲しい性である。なぜこれほどまでに看護師の手を煩わせるのであろうか。それは、医学というとても内向的で、社会にとってはあまり役に立たないような理屈しか勉強してこなかったからである。逆に、社会勉強というものをほとんどしてこなかったからである。体の仕組みや解剖、生理機能、病態生理、異常な精神状態などを知っていても、それだけではマニアのようなものである。

そもそも、いわゆる学問などというものは実践では使えない。医学は学問である。学問というものはそのままでは実社会においては何ら意味をなさない。ただ、知識として存在するだけである。経済学者が金持ちになれない、証券マンが株で儲けられない、法学者が弁護士になれない、絶対音感があってもプロのピアニストになれない、車の構造に詳しくても売れる車は作れない。社会とはそのようなもので、医学を学べば医療のプロになれるということ自体が、そもそもおかしな話ではある。

勘違い医師のやることを何とか社会のために役立つよう、おだてたり、だましたり、うまく飼いならして活用するのが看護師の仕事である。私たちは医師になったからといって、すぐに機能的に動けるわけではない。それが医師の実態である。だから、医師になったらまわりの人と仲良くしなければ、その賢い頭も世の中のために機能しないのである。

もう少し言っておくと、私立医大出身の医師は若干わがままなところはあるが、性格的に人が好い。ハングリー精神はなく、人を押しのけてというようなエリート意識の強い医師は余りいない。そういう意味では一見温厚で優しい人格ではあるが、悪く言えば生温い。また、打たれ弱くしかるとすぐに反発し、拗ねる人間が多い。世間知らずで疑うことを知らない人間もいるが、これに関しては良い方に働くこともある。すなわち、何でも吸収しようとする態度を持ち、屁理屈こねずにとりあえずチャレンジしてみようという気概のあるものもいる。すなわち、優しい気持ちがあり、柔和な考えでフレキシブルにフットワークが軽く、良く働く医師が多い一方で、世間知らずで、考えが甘く繊細な人間も多いということである。

私自身はと言えば、私立医大の例外に漏れず、世間知らずで苦労知らずであったと思う。やはり重度の挫折を知らないで育ったからかもしれない。けっして有能とは言えず、先を見据える眼力も乏しかった。しかし、その分、自分で言うのも何だが、見るもの、聞くもの、やるもの、すべて一から身に付けようという気持ちはあった。仕事は選ばず、何でも新しいことにチャレンジしようと思っていた。

病院でもっとも過酷と評判であった科に研修に出たり、学内の研究に興味を見出せなかったので、学外の研究施設に出向いたりと、当時の医局の雰囲気からは少し逸脱した行動がみられたかもしれない。今思えば，そんなアラサー時代が頼もしかったし，「若干行き過ぎたな」という後悔も多いが，今からでは時間は取り戻せないので，これからは慎み深く生きるしかない。

私も若い頃は厳しい労働の日々が続き，それを解消するかのように酒を呑んでバカなこともして，言葉も乱暴であったと思う。そういう意味では，自分は不束者《ふつつかもの》であったという病識はある。基本的には臨床しかできない（それも怪しいが），思慮の足りない，早呑み込みしがちで，行いが時に上滑りし，短気で気難しい人間である。

ただ，十何年この世界で生きてきて，最近の立ち位置として，「深遠でも高慢でもなく，ごく日常的な次元で物事を客観的に捉えられるようになってきたかな」とは思っている。今は，「少なくとも人に迷惑をかける行為はしないようにして，できれば時々褒めてもらえる医師になりたいな」とは思っている。

「医師には，ひとつくらい良いところがある」とこの項の冒頭近くで述べた。それは，どうしようもない集団であっても，患者にひとたび何かが起これば，自分のでき得る限りを尽くして何とかしようと思うところである。心筋梗塞の患者が来院すれば，夜中であろうと何であろうと，心臓カテーテル班の医師たちは駆けつける。緊急手術が必要になれば，一切を後回しにして手術に没頭する。管理者にしてみれば〝わがまま野郎〟と思われている医師でも，患者を救うことを考えれば何を置いてでも駆けつける。こんな時代でも、こんな世の中でもそれが医療の原点で、医師の唯一の取り得である。

第四章 これからの医療の流れ

医師の流れ

自分で言うのも何だが、私は結構勤勉であり臨床も好きだし、自分で道を切り開いてどんどん論文を書くこともできる。多才なうえに性格も温厚なほうである。同僚からもわりと慕われている。要するに、世渡りが上手で大学病院で偉くなっていくようなタイプである。したがって、病院を建てて人を使ってまで事業を成功させるようなことには、興味はない。金だってたいして必要とは思っていない。だからと言って、大学病院で朝から晩まで神経を磨り減らすような生活をあと何年続けていけるだろうかとも思う。おそらくあと一〇年くらいはできるが、十五年後は、二〇年後は、と考えていったときに、私は不安がよぎる。

少なくとも、入院設備のある急性期病院の勤務医で働くということは、私が若い頃に思っていたほど気楽ではないし、これからは、さらに医療情勢は厳しくなるであろう。今の時代の趨勢として、多くの病院はリスクを回避するということの優先順位は上がっていくであろうし、そのためにやっかいで問題になりそうな患者は、早目に大病院に紹介することになる。だから、そういう病院で勤務医として働くということは、リスクをたくさん抱えざるを得なくなるということである。

多くの病院では、「患者へのサービスの向上」を目標としているが、職員たちの労働環境というのは、残念ながら改善される兆しはほとんどない。そして、病院の経営者たちは、〝患者サービスの向上〟と〝経営の改善〟とを謳って、勤務医に「どんな状況においても、明らかに専門医がいないような疾患でも、患者を断らないように」というプレッシャーをかけてくる。

医師というのは、忙しいことを自慢する職業であった。昔の私も、同僚と会ったときの会話では、「忙しい？」と聞くことがあいさつ代わりであった。厳しい職場の中において、安い給料で働いていることに一種のプライドを持っていた。勤めるにあたっては、夕方には仕事を終えることができて、休日は宿直医に任せて自分の時間の持てる一般病院よりも、ハードな仕事をこなす大きな病院のほうが人気があった。暇な病院で働くことに対してプライドが許さなかったのである。それは職業倫理のたまものなのかもしれないし、あるいは、成績優秀でこの世界に入ってきた人たちの強迫観念めいたカッコ付けなのかもしれないが、いずれにせよ、それなりに忙しい病院にも医師は集まり機能していた。

最近、どんどん流れは変わってきている。今までは、「全身管理ができない医師はダメだ」と敬遠する学生の多かった眼科や皮膚科が、「目や皮膚の治療で患者の役に立てるならば、それでもう十分じゃないか」ということになってきた。逆に、小児科や産婦人科、外科といった忙しくてリスクが高い科の人気は下降の一途をたどっている。「給料は安くても、大きな病院の最前線

JCOPY 498-00994

で働きたい」という医師の常識はどんどん揺らいできているのである。

訴訟のリスクや激務を避ける傾向にある若手医師たちは、余裕の持てる病院や診療科に移動し始めている。若い医師に尋ねると、はっきり「プライベートあっての仕事ですね」と言う。彼らの言い分は以下である。


「医師は患者を幸福にするとともに自分も幸福でなければならない。生活を無視した現行の忙しい診療科に行けば自分が不幸になり、家族も不幸になる。過労で倒れたり、時には死んでしまったりする。激務で体を壊すより、週休二日の快適な労働環境で定年まで勤め上げたほうが、結果的により多くの患者を診療することができる。医師・患者双方が笑顔で語り合える社会を作るためには、多忙であってはならない。自分の生活を確保できる科に専攻していく必要がある。定時で診療を終えることは、楽をしていることではなく普通のことである。それを怠慢だと非難する社会や医師の世界自体がそもそもおかしい。自分を愛せない者は他人を愛することはできない」。

また彼らは「医師の犠牲によってしか医療を保つことができず、忙しいことを美徳とする医師がまだまだ多く、医師の待遇が変わるなどということはあと一〇年は考えられない」と指摘する。

私は、彼らの意見をもちろん否定する気はないし、その資格も有していない。ただ、時代が変わったと思うだけである。このような医師の到来を無視してこのままの状態を放置すると、医師はとっとと病院を離れ、疲れ果てた医療者と、それでも立て直せるだろうと幻想を抱いている経営者とだけになってしまう。私のように夏休みも冬休みもとらずに病院にくる人間は、歴史的な化石人物である（もちろん、だからといっていつも診療しているわけではなく、休む理由がないから勤務しているだけで、趣味としての論文執筆やこのようなエッセイを書いていたりするわけだが）。

自分の生活の質を大事にすることは確かに必要かもしれない。客観的にみて、大学病院で働いている九九％の医師は本当にまじめに働いていると思う。日頃献身的に滅私奉公している医療者が、「もうこれ以上は」と悲鳴をあげているのに対して、「それでも努力で乗り切れ」と言っていたのでは、正直何の改善も望めない。

イギリス留学中に、友だちになった日本人の奥さんが分娩を体験した。夫の都合でいくつかの国に住んだ経験から、とても不安定なイギリスの医療に、「日本ほど安く、簡単に、安全に、しかも専門医にかかれるところは世界にはなかなか存在しないと感じた」と言っていた。

国民にとって「近くに、夜中でもすぐにかかれる小児科医が欲しい」と願う気持ちはよくわかる。本来それが理想だと思う。しかし、ただでさえ先進国で一番安い医療費をさらに下げようとしている中で、暴言や誹謗で医師や病院を叩きながらこれ以上のサービスを求めようとするのは、客観的にみても、もう不可能である。根性論だけでは、もう医療は支えられない。自分の生活の優先を重視する若手医師を批判できる根拠は、今の医療制度と医療環境には存在しない。

もっとも医師にとっても葛藤はある。どんなに頑張ってみたところで、皆が教授や大病院の院長になれるわけではない。多くの医師は親の後を継いで開業医になるか、一般の市中病院で勤務医として働くか、そのどちらかである。

そんなこともわからず大きなリスクを背負って、いつ破滅してしまうかわからない状態で、自分の限界までかけて働いていくのか？ あるいは、医療を生業として、自分の手の届く範囲の患者に対してのみ誠実な医療をする程度で満足して、ひとりの人間として楽しい生活を求めていくのか？ 現実的には、この二つの狭間で、教授や大病院の院長になれない多くの医師らの心は揺れ動いているのである。

研修医は何を考え、どうすべきか？

「研修病院をどうしたらよいか？」と医学生からよく尋ねられるが、どこで研修すればよいかなどということは、私から言わせれば議論することではない。基本的には、当たり前だが直感的でも考え抜いてでもいい、自分で選択することである。医師不足の深刻化する地域の大学病院関係者は、ひとりでも多くの研修医を母校に残すことに躍起になっている。学生をいかに引き止めるかということの議論を重ねている。

新臨床研修医制度が始まった頃から、どういうわけか「大学病院で研修するのはカッコよくない」という風潮ができ上がり、従来なら大学に残って一線に立てるような新卒医師が、続々と一般病院に流れるようになった。大学病院には、「教授を頂点とした封建的な体質である」、「雑用が多くて医師としてのスキルが身に付かない」、「研究重視で、地域医療や総合医療を目指す医師には向かない」という批判がある。概ね当たっているが、では一般病院がそのようなことのまったくない魅力的な病院かといえば、そのあたりは何とも言えない。

医局に属さないで自分の腕だけを頼りにわが道を切り開いていきたい医師であれば、一般病院でもいいかもしれない。結局、そんなニュアンスを敏感に察知した研修医は、やはり「自分の腕は自分で磨かなければならない」と考えて、ブランド病院での研修を希望し、少しでも箔を付けたいと願うようになった。合理的な考えで動くようになったのである。これまで医局で担ってきた研修医のエージェント機能が働かなくなったのだから、当たり前の行動である。

しかし、人気のある有名市中病院に研修を希望したとしても、志を同じくする医師が全国から集まってくるわけだから、余程やる気がなければついていけない。

研修病院として人気のある施設は、良い医療を受けたいと願って訪れる患者の多い病院でもあ

JCOPY 498-00994

る。そこに温度差があってはならないし、少なくともそれに応えられなければならない。しかし、一所懸命研修を積んだとしても、次から次へと研修に来る若手に席を譲らなければならない。研修の済んだ医師がずっとその病院に残れるわけではない。そのようなことは少し考えればわかることである。常に先のことを考えておく必要がある。

だからと言って、大学に残っていればハッピーかといえばけっしてそうとも言い切れない。甘やかされ続けたのではお先は知れている。身も蓋もない結論かもしれないが、結局どこへ行ってもやる奴はやるし、ダメな奴はダメなのである。

ただ、人間は環境によって変化する生き物である。だらけた環境に身を置けば怠け癖はついてしまうし、嫌でも走り回っていればフットワークは身に付く。だから、「悩んでいないで、行きたいところがあれば好きなところへ思いきって行け」ということである。

新臨床研修医制度だが、研修医全員に同じような教育を施し、義務化によって総合医を目指すことは、実際のところ〝医師のフリーター化〟を生むものである。国はプライマリ・ケア（初期の幅広い診療）に重点を置き、とりあえず総合的に診られる医師を育てようとして必須化を導入した。こうした背景には、あまりにも専門に偏った医師の誤診が問題になったからである。しかし、この制度の実態は医師の人数を制限したなかで、医療を幅広く提供していこうとする施策であることに気付かなければならない。

都心の病院の研修を修了した医師は、その後どこででも働けるかもしれない。場合によっては、優秀な医師に育つかもしれない。しかし、その後の後期研修場所と明確な目的とを持たないと、単にどこででも使える安上がりの医師になってしまいかねない。「目線を遠くに置け」と老婆心ながら思ってしまう。

今後も医療機関の格差は広がり、地方に医師は集まり難くなるであろう。もう今さら「医療格差」だとか、「地方から医師がいなくなる」というような話題は、当たり前すぎて語る気にもなれない。臨床研修必修化によって母校に残る医師が減ったと言うが、研修医からみれば、おそらくそんなことは関係ない。「医局で守ってもらえないのだから、自分のやりたい病院で研修して何が悪い」ということになる。研修医に責任を押し付けること自体、お門違いである。

研修医にも大学側にもそれぞれ言い分はあるであろう。いずれにせよはっきりとしていることは、新臨床研修制度を皮切りに病院同士が競わなければならない体制に入ったということである。地方であろうが中央であろうが、大病院であろうが中小病院であろうが、公的病院であろうが民間病院であろうが、医師獲得に関しては、同じ土俵で戦わなければならなくなったということである。

本来は協力が第一である医療の世界に市場原理主義のメスが入ったということである。確かに

JCOPY 498-00994

大学病院に残る医師が少ないのは、そこが医師にとって魅力がなく、働きにくいところであるからだと思う。初期研修義務化で大学以外の研修の自由度が高まり、結果、医師にとって働きにくい大学病院は競争原理の〝負け組〟になったということである。

誤解のないように言っておくが、研修医の集まらない大学病院の医療レベルが低いかというと、そういうこととはまったく別次元の話である。薄給にもめげず、地域医療のために尽力している優れた医師はたくさんいる（と言うか、いなければとっくの昔に医療は崩壊している）。今、崩壊しつつあるのは、そうした医療人の善意にかこつけて本格的な対策を怠ってきた地域のツケである。こうなるときれいごとでは医師は集まらない。正攻法で無理なら、最終的に効果を発揮する医師の獲得方法は、奨学金という借金を肩代わりに縛るか、地元枠を設けて入学と卒業を甘くするか、そのどちらかしかない。

私自身は、入学するまで縁もゆかりもなかったこの出身大学に残る選択をしたわけだが、今はもちろん後悔はしていない。大学病院に残った理由はただ一つ、母校に恩義を感じたからである。それ以外にはない。こうして医療人として生活できているのは、まぎれもなく私をここまで育ててくれたわが大学病院のお陰である。そして今は、それなりに母校を良くしたいと思っている。単純だが、そんな理由で残る医師もいるということである。

六年間の医学部を卒業した研修医は、これからも、どの病院で研修をしたらいいかということで悩み続けるであろう。地域医療を守るために、望まない病院へ強制的に行かされる研修医も出てくるかもしれない。その際には数年我慢して、再度都市部の病院へ再就職して研修をやり直すなどという、間抜けな事態に発展するかもしれない。

そうならないためにも、やはり大学病院がしっかり研修医を確保し、育てるシステムを構築しなければならない。私は大学病院の勤務しかほとんど経験していない。だから、一般病院がどの程度優れた医療を提供しているか、正直わからない。もちろん、充実した良い病院もたくさんあるであろう。しかし、なんだかんだ言っても、やはり大学病院が地元の医療をリードしていかなければならないと考えるし、そのための準備ができるのも大学病院だと思っている。

大学病院では確かに窮屈な思いをすることもある。組織が大きいだけに融通が利かないと感じることもある。それは否定しない。しかし、若い頃には気が付かなかったことで最近感じる大学病院のメリットは、何と言っても専門的ではあるが、好きな診療行為や研究ができること、若い医学生と交流できること、市民活動やボランティア活動に参加できること、あるいは医療ドラマの監修や対談などが舞い込んでくることなど、さまざまな分野で活躍できる選択肢を広げられるということである。要するに、その気になれば活動できる幅広いチャンスがあり、その環境を整えられるということである。

JCOPY 498-00994

「そんなのは一般病院でもできる」と考える人もいるかもしれない。しかし、偏った見方かもしれないが、一般病院では医師の数は少ないし、稼ぎが大事なので、そうしたことは余裕の面から考えると、どちらかと言えばやり難いのではないかと思う。日常業務に忙殺される日々を過ごすのみになってしまうのではないかと感じる一面もある。一般のブランド病院に憧れる君たちは、どちらが自分にむいているのか、どんな伝《つて》を使ってでもいいからよく考えるべきである。

医療に向かっていくには?

医療の破綻の一因として、医師のモラルに関する批判もある。その結果、医療者たる心構えについて襟を正すよう求められている。確かに、医師の驕りや態度の悪さが、医療不信の一端として働いていることは事実である。

そこで、医師のモラルについてまず考える。この仕事に向いている人間は、何といっても医師としての社会的な使命感を持てる人間であることに異論はない。患者のために、臨床に取り組む努力を続けていけるかどうかにかかっている。日々進歩していく医療の世界に追いついていくための勉強も欠かせない。そして、どんな医師になりたいかという信念や夢も大切である。また、患者のちょっとした体調の変化を見落とさない注意力や観察力が必要で、どんなときでも冷静に判断し、行動できる人が望ましい。他の医師や看護師などのチーム医療の現場では、チームワークが重要である。患者に的確に説明し、不安を取り除くためのコミュニケーションがとれるということも条件に含まれる。とにかく毎日毎日、さまざまな患者と接していくためには、精神的にも肉体的にもタフさが求められる。

と、ここまで述べてきたことが、医師のモラルとして求められる一応の理想像である。

では、これらのすべてを備えられなければ、医師という職業には向かないのであろうか？　責任感やリーダー的素質がないと医師には向いていないのか？　医師は清貧なうえに優しさがないとなれないのか？　人と話すのが苦手ではだめなのか？　そんな疑問が湧くが、当然すべてを備えるなど無理である。

私は、いくらモラルが大事だと言ったところで、「医師としての使命を熱く考えることは良くない」ということを熱く考えている。その理由は、「優秀な医師になる」なんてことを考えていたら、良い医師になり損ねるかもしれないからだ。なぜなら、これからの医療を支えるためには、医師は名医ではなく明らかに良医が求められるからである。

医師に求められることを一言で言えば、〝現場適応能力〟である。医療の提供というものは、その病院や与えられた現場によって違う。救急の現場で命を助ける（そんなところに人柄なんか関係ない)、へき地で何でも対応する(むしろ人柄のほうが重視される)、専門外来で特定の疾患に対して高度な診療をする(執拗なまでのこだわりが求められる)。だから、「優秀でモラルのある医師が正しい」などと言って医師を一定方向に導こうとすること自体が不可能であるし、また、それが良いとも思わない。

医学部にはいろいろな人がいる。たいていは大学受験によって入学してきた学生が多いが、編入試験などで四〇歳代くらいの学生もいる。いろいろな意味で個性の強い人が多い。話すのが苦手な奴もいるし、地味で暗い奴ももちろんいくらでもいる。本当にさまざまである。なんでも慣れというのもあるし、そういう人もやりようによってはうまくやっている。だから、あまり堅苦しく医師のモラルなどというものを考える必要はない。

モラルなんてことを言われなくても、医師をやっていれば、嫌でも常識を保とうとする気持ちになる。〝ありがとう〟と感謝されることは、人間にとってとても大きな喜びを見出すことになるし、人の役に立つ仕事というのは、人をやる気にさせる力がある。それがまともな医療現場である。ところが、医師が医療に没頭すればするほど、社会的な生活からはかけ離れていく現実があるということも認識しておかなければならない。恋人はなかなかできないし、いたとしても喧嘩しやすくなったり、両親に会える時間も減ったりする。自由になる時間もどんどん減る。病院では努力したことが患者からの感謝の気持ちで返ってくることもあるが、家庭ではそうはいかない。恋人や家族など身近にいる人は、医療者としての自分をそこまでは絶対的に必要な人間とは認めてくれないし、感謝もしてはくれない。仕事はそこそこで、家庭を大事にしてくれと願う。

医師を続けていると、病院の仕事に燃えていた頃にはみえなかったことが、だんだん疑問に思えてくる。大切な人から感謝されない医療というものの価値をもう一度考え直すようになる。なぜそこまでして働かなければならないのか。やるせなさや空しさに遭遇する度に、自分への不安が募る。そうした場合に、「自分は役に立っているのだ」と思い込むことで、何とか自分を保つようになる。場合によっては、人を癒すための仕事が、いつの間にか患者から癒されることになっていたり、「先生には一所懸命していただきました」の言葉で救われた気持ちになることもある。周りからも、「そんなに頑張らなくてもいいよ」と言われ始めたりもする。要するに、高いプライドを保ち続けるということに疲れてくるのである。

だから、ある一定の年齢に達したら、無理をせずとも医療に向かっていける環境を整えることが望ましいと思う。それを「歳をとるにつれて楽をしたくなっただけ」と捉える向きもあるが、そうではない。そうでないと医師はまともな社会生活を送れなくなる。実際に結婚しない医師は多いし、親の面倒などみない医師も多い。そんな医療者は不運である。医師になったらなったで、医療に向かう気持ちを維持していくことは実は大変な作業なのである。

JCOPY 498-00994

医療に向かっていくためのこととして、君たちに言うには早いかもしれないが、あえて言いたいのは、〝自分は自分〟というものを持っていることが大切である。基本的な自分というものは何でもいい。それは地位や名誉、お金や肩書きなどに左右されないものである。

たとえば、簡単なことで言えば、「相変わらずヘビメタが好きだ」、「彼の出演する映画は欠かさず観ている」、「気分転換にはドライブが一番である」、「大学から始めたが、それ以降スポーツを続けている」、「とにかくストレスが溜まったら、気のあった仲間と朝まで呑み明かす」など何でもいい。そういう日常の中での変わらない自分というものを持っていたほうがいい。それが、自分の安定感につながり、落ち着いた気分で過ごす基礎となるからである。

進化し、変化し続けることも必要だが、その中でフッと我に返ることができる不変な自分というものを持っていたほうがいい。たとえば私などは、月並みかもしれないが。相変わらず音楽が好きである。銀座に行くと買いたいものがたくさんあるにもかかわらず、いつも山野楽器に立ち寄ってしまう。少ない時間ではあるが、自分ひとりの時間というものに最大限の敬意を払って、好きな作業に取り組んでいる。それは、エッセイの執筆であったり、好きな映画の鑑賞であったり、写真撮影であったりするわけである。

医療の現場は、そのほとんどを人と関わりあって過ごしている。だから、人間を相手にしない趣味や興味をひとつくらいは持っていたほうがいい。つまり、気を紛らわせる方法を対人だけに求めないほうがいいということである。

医療に向かっていくための工夫をもう少し述べる。医療技術の向上というものは、妥協してしまえばそれはそれで済んでしまう。たとえばこの手術は自分には無理だと思えば、周りの上司や同僚が代わりにやってくれる、ましてや患者が望むはずがない。専門外ということで、他の医師に紹介することもできる。そういう意味では、自分で自分の限界を決めてしまうことができる。

だから、簡単に言えば〝羨ましい根性〟を持ち続けることが必要だと思っている。それはなにも嫉《ねた》むわけではない。他人を羨ましがることは別に悪いことばかりではない。自分を掻き立てるエネルギーを持っているということでもある。手術のうまい医師やデキる医師は、何と言ってもやはりカッコいいし、尊敬されている。充実した毎日を送っているように見える。

私などは、医師でありながら副業でテレビタレントとして活躍していたり、小説家としてベストセラーを飛ばしていたり、はたまた、優れた医療技術を駆使して新たな治療方法をあみ出していたりする医師に、常に羨望の眼差しを向けている。それが医療の向上につながり、医療に向かっていく活力になるからである。

医療をしているだけでは息が詰まる。医師は爽快かつ高揚した感覚を時々味わうべき職業なのである。趣味の幅は人それぞれであろうが、私の場合の最近で言えば、千住真理子（バイオリニスト）のリサイタルや草刈民代（バレエ・ダンサー）の引退公演は久しぶりに躍動感を覚えた。

JCOPY 498-00994

それは、全般的には優雅であるが、細かい装飾音や動きなどはできるだけ排している。そこから発せられる印象は簡明直截ということである。脆弱な感じではなくて「筋金入り」、「一徹」と言った強いイメージである。誠にゆるぎなく、力強いものを感じた。女性の細い曲線にもかかわらず、正気を失うほどの甘美さと逞しさを奏でていた。

女性に対して失礼かもしれないが、鬼気迫るとはまさにこのことなのであろう。そんなものを見た後で私は、「自分の活力の源はどこにあるのであろう」と思い、また、医療に向かって行こうと思うのである。

病気を診て人を診ず

少し前から、治療はエビデンスに則って行うべきであるとの考えで、根拠に基づかない治療は選択されない流れになってきた。すなわち、大規模対照試験で有効性が認められた治療を行うべきで、そこに医師の個人的な思考が入り込む余地はない。もちろん、患者の状態で微妙なさじ加減はあるが、多くの疾患でスタンダードな治療法というものが決められてきている。

そうなると、ガイドラインに則った治療を行うことが原則で、「回復するものはするし、しないものはしない」と割り切ることができる。「有効性がある治療にもかかわらず回復しなかったのだから、仕方がない」と覚めた考えになってしまう図式が生まれてくる。また、幸い回復した場合にも、「証明されている治療だから、ある意味必然である」と思ってしまう。患者から「先生のお陰で良くなりました」と言われても、却って落ち着かない。

すなわち、「自分で考えた末にたどり着いたこの治療で良くなった」などと感動することは、表向きあってはいけないということである。昔の医療であれば味わえた感動が、現代医療ではタブーとされてきている。それが、無感情医師が形成される原因になっているような気もするが、そうしたことが許されなくなってきたのは時代の流れであろう。

今の風潮として、「マニュアルだ、エビデンスだ、ガイドラインだ」と、医療の世界では〝むしろ、マニュアル人間と化しろ〟という意見が聞かれる。

話は少し変わるが、患者から、「こんなはずではなかった」という言葉を聞かされることがままある。残りの人生がわずかしかないということがわかったときに、「どこどこへ行きたい」、「なになにをしておきたい」と願う人が多い。その気持ちは痛いほどよくわかる。無念であろうことも十分納得できる。しかし、その一方で、「なぜそのやりたいことを後回しにしてきたのか」と考える。

私にとって医師になって良かったことのひとつは、若くして〝生老病死〟、すなわち人間がこの世で避けられない四つの苦しみ、生まれること、老いること、病気になること、死ぬことを間近で体験できることであると思っている。そう考えるからこそ、弱い者いじめはしない、過度な期待はしない、喜怒哀楽を素直に受け入れたい、平常に生きたいと願うようになる。

学生である君たちは、自分の将来はまだまだ続くと錯覚している。しかし、医師をやっていると、人生は思ったほど長くはないということにすぐに気付く。そこで、悠長に構えている暇はあまりないということを考えるようになる。医師になると、いわゆる〝生命〟や〝人間〟という偉大な存在について思考を巡らせるようになる。

医療の分野での先端技術の進歩はめざましく、昔に比べて様相は大きく変わってきている。あらゆる分野でコンピューターを駆使した画像化が進み、これまで見えなかった身体の内部が手にとるようにわかってきた。画像による病変の局在と性質とが的確にわかるようになり、それに基づく治療が行われるようになった。また、将来的には遺伝子分析による診断と治療、および再生医療も行われるであろう。しかし、これらの医療の進歩の方向は臓器中心で、部品修理的な傾向が強く、疾病を持つ〝人間〟そのものが疎外され、忘れられてきていることが指摘され始めている。

そこでしばし登場する言葉が、「病気を診て、人を診ず」だ。「病気にばかり気を取られていて、人間を全体として捉えない」ということらしい。「強い薬で癌は治ったが、副作用で患者は死亡した」ということを言われる。確かに患者がどういう人で、どのような思いでどんなことを考えているのかなどはお構いなしで、検査結果や病巣だけに注目して治療するという医師がいたとしたら、非難があっても当然だと思う。しかし、人を診ていればそれでいいのだろうか。

考えることがある。「病気も人も診る」と「病気を診て、人を診ず」を比べた場合には、医師として前者が望ましいのは当たり前である。しかしこれを、「人を診ず」より「人を診る」が明らかに正しいと単純に判断することができるであろうか。つまりそれは「人さえ診ればいい」というこ とになって、「病気は診られないが、人は診る」という新たなパターンが登場してしまうからである。

そして、「病気は診られないけれども人は診る」と「病気は診るけれども人は診ない」を比べると、究極の選択だが後者のほうが望ましいように思う。少なくとも医師のような専門職であればなおさらである。前者のほうがいいということになれば、それは専門職である意味がなく、コミュニケーション能力に長けたその辺の人と変わらなくなってしまう。「人間性に溢れた医師」や「全人的に診る医師」を求める声が大きいことはわかるが、あくまで前提として「病気を診る」ことができるという条件が存在するのだ。だから、「人を診る前に、病気を診る」ということは、ある程度必然性のあることなのである。

私たち医師は、正直言ってすべての人を平等に扱って治療をしているわけではない。病気も重症度も違う、性格も違う、社会的地位も違う、そんな患者を平等で診られるはずがない。だからやはり私たちは、〝人となり〟よりも、〝病気〟を、〝生命〟をまず診ようということになるのである。その患者を救うか救わないかではなく、その生命を救うように最大限の努力をするようになるのである。

医師になれば、病死や事故死の患者を診療し続けることになる。納得できない死に遭遇した人の診察を担う機会も出てくるであろう。その場合に、残念なことかもしれないが、不慮の事態に陥った遺族の一部が医療に不信を抱くこともある。医師は、医療レベルを上げる努力を図らずとも行っている。しかし、医療レベルが上がれば上がるほど、たまたま不運に当たってしまった患者にとっては、それが避けられないことであったとしても納得できない事実が現れてくるかもしれない。

医療水準を上げてきた私たちであるが、もし仮に、そうした医療技術の恩恵を受けられなかった一握りの人たちに非難されたとしたら、医療は本当に悲しい結果を生む。

君たちも医師になれば、死の受容について必ず思いを馳せるようになる。なぜなら日本人は、戦後いつの間にか共同の〝死生観〟と言うべきものを失ったからである。現代医療の恩恵を徹底的に享受することにより、人が死ななく、いや死ねなくなった。移植医療や人工透析、再生医療など、科学が発展するにつれて尊厳死や安楽死といった死に関する難題が次々と現れてきた。死生観の違いという問題は、医療技術が発達したから生まれた問題であり、そもそも人工呼吸器なんてものがなければ、呼吸が止まれば死んでしまっていたわけである。

今でも、そしてこれからも、それぞれの分野でさらなる開発が続けられ、寿命を一歳でも延ばすための医療技術革新が行われていくであろう。だが、その行く末に待つ死の受容というものに私は一抹の不安を覚える。「死を受け入れ難い人たちに、どうやって死を伝えていったらいいのだろうか」と。

医療の発展が死生観をますます複雑にしていくことが予想される。私たちは自ら造りあげた技術に翻弄されていく。そんな複雑な医療提供に対応するために生まれてきた苦肉の防止策が、マニュアル医療なのかもしれない。そのことは、私自身に何度も言い聞かせるとともに、若者にも叫びとして伝えておきたい。

医療ドラマが大流行り

このところやたらと医療に関するドラマや映画が増えたように思う。〝医龍〟、〝コード・ブルー〟、

〝小児救急〟〝チーム・バチスタの栄光〟、〝ＶＯＩＣＥ〟など、常に何かしらの医療関係の放映がなされている。医療現場の混乱とは裏腹に、確かに医療の関心は高まっているようで、実際に医学部を志望する学生も増えている。

私のところに初めてドラマの医療指導の依頼があったのは、二〇〇八年七月の暑くなってきてからのことであった。日本テレビによる毎年恒例番組である24時間テレビにおいて、慢性炎症性脱髄性多発神経炎（ＣＩＤＰ）患者の闘病記を題材としたドラマを制作することになった。ドラマの演出部から全国ＣＩＤＰサポートグループ（ＣＩＤＰの患者会）に協力要請の打診が入り、医事指導に相応しい医師として、グループの事務局長が私を推薦してくれたことによるものであった。実在する本疾患の患者をモデルとした感動的な医療ドラマである。ＣＩＤＰというあまり知られていない疾患をテーマに取り上げたものだから、ドラマの演出部の人たちも、役者にどのように動きを与えたらよいかなどで悩んでいたらしい。そこで医療指導が必要との結論に至り、クランクイン直前に急遽私に白羽の矢が立った。

ドラマのタイトルは「みゅうの足《あんよ》パパにあげる」。題名からして泣けてくる。徐々に手足の筋力が麻痺してくる神経難病であるＣＩＤＰの患者役を、アイドルグループ〝嵐〟の松本潤さんが演じ、その妻役が香里奈さんである。医師役は松重豊さんである。病気の進行にもかかわらず家族のために精一杯生きようとするヒューマンドラマである。

私が依頼された仕事の内容は台本の再チェックや医療機器・器具のチェックに加えて、撮影現場につき合って演技指導や医学的なアドバイスを与えることにあった。リアルさを追求するためには、全編にわたって松本さんの演技するＣＩＤＰ患者が、医学的にみて違和感のない動作をできるように演出する必要があるわけである。大学で働いている最中、私に助監督から唐突に電話が入り、よく覚えていないがそんな説明をされた。私の返事は「勤務をやりくりできる日には、できるだけ協力させていただきます」などと勿体つけて返答したものの、内心は「やります、やります、絶対引き受けます！」で、「監修契約料なんかいらないから、絶対やらしてください」とは言わなかったが、それくらいのつもりで即ＯＫの返事をした。私にとって、あらゆるジャンルの仕事が好奇心の対象となる。そのアンテナが、即作動したということである。

さて、引き受けたものの具体的には何をしたらいいのか…やることは簡単、「一週間後のクランクインの日にロケ現場に来て適切に指導をしてほしい」とのこと。「えっ、それまでにやっておくことは…」。翌日には早速、原作本と台本、参考資料、日程表などが郵送されてきた。「一週間でこれすべてに目を通すのかい」と驚いたが、学会準備で苦労していた昔を思い出しつつ、しかし、それよりはずっとずっと楽しい思いで一気に準備をしていった。

いよいよ七月一七日のクランクインがやってきた。単独で世田谷区の行ったこともないような路地を目指して、タクシーの運転手さんと「このあたりですかねぇ」などと相談しながら何とかたどり着いた。現場に立った最初の感想は、「わー人がいっぱい、それもふつーの人だぁー、出演者はたった三人のはずなのに」といったところであった。何となくテレビ業界を考えると、派手でファッションセンスの溢れる人ばかりという私の思い込みは一瞬にして否定された。「私の着てきたこのスーツ姿の意味は、一体…」。そして、その疑問はすぐに解けた。

夏の炎天下での現場ロケである。何と言っても動きやすくて、涼しい格好が一番、スタッフはファッションに凝っている必要性はまったくない。プロデューサーなんか、ビーサンにジーンズ、Tシャツにうちわなどお祭りに行くような格好であった。

間もなくして黒塗りのワゴン車が到着した。ついに登場した松本さん。第一印象は、「えっ、この人」、黒めがねに野球帽、擦り切れたジーンズ、どこにでもいるような今時の若者の格好そのまま。「よろしく」とだけ言われて、速やかにメイク車へ移動、私も「よろしくお願いします」の一言でとり合えずスルーした。待つこと三〇分。ばっちり決めたテレビで見る松本さんの出来上がりであった。「なるほどカッコイイな」の感想。

そんな中で撮影は始まった。緊張しながらスタッフの前での自己紹介と挨拶を終え、まずは杖の長さ調整に始まり、杖の持ち方から歩き方へと指導は移っていった。足のつま先が挙がらないためにアスファルトにつっかかるような歩き方をうまく演出できるように、私も杖を持ち松本さんと一緒に普通の民家の間を数十メートルにわたって歩いたのだった。

始まってみると、実はそれほど緊張していたということもなく、ドキドキしてあがったわけでもない。現場適応能力に長けたこの私の才能を生かして淡々と指導をこなしていった。一度指導的な立場に立つと、そこは医師モードに突入するのがプロの医療者である。眠気や疲れを感じなくて済んだのは、やはり初めての経験なので神経が高ぶりっぱなしだったのであろう。が、半日の炎天下での立ちっ放しの撮影で、終了後はさすがの私もぐったりであった。

松本さんへの手取り足取りの指導は、連日もしくは数日おきに朝から夜中まで続いた。ファンには申し訳ないが、上半身裸に心電図を付けたり、車椅子への移動のシーンでは実際に抱えたりもした（まぁ、男同士なので、それほどどうということではないが）。気が付いてみると、夢のような撮影の日々は瞬く間に終わった。

最後のクライマックスのシーンが今でも蘇る。福島県の某山の展望台で、一日中炎天下での撮影であった。力の入らない手足を使って、思いっきり娘のみゅうを〝高い高い〟するシーンである。夏の気温三六℃の中でその撮影は行われた。「力の弱った手で子供を抱きかかえるためには、自分も完全に腰を落とし腕全体で抱え込むようにして一旦胸まで持ち上げて、あとは病気のことなど無視して力いっぱい持ち上げる演技をすればいい」という私の提案に見事に応えていただいた。三六〇度の回転レールの上を滑るカメラが絶妙なアングルを捉え、そこから映し出される映

JCOPY 498-00994

像を見て撮影とわかっていても、「あぁ、いいもんだなぁ」と感じた。「世の中も捨てたもんじゃない」と言うセリフとマッチしてエンディングを迎えた。あのシーンは皆の気持ちがクライマックスに達していたので、二回テイクでＯＫが出た。

終始、松本さんは演技に対してまじめに取り組み、私の助言に対しても敬語で対応され、若いにもかかわらず好感度いっぱいの人であった。撮影の後半は随分慣れてきて、少しアドバイスをするだけで、見事に患者の様子を再現していった。延べ一一日間、微に入り細に入り徹底的にリアリティを追求した。撮影期間中は、次のシーンのことが頭を巡り、実は本業がろくに手に付かなかったことは内緒にしてある。

監修で嬉しかったことは、実はドラマ作りのスタッフも結構まじめに病気のことを世の中に伝えようとしてくれたことである。正しく、それでいてドラマということもあるので、想像豊かなストーリー性のある医療を伝えようと努力してくれたことである。最新の医学知識も結構勉強していたし、もちろん私をＣＩＤＰの医療指導役に使ってくれたのもすばらしい選択であった。神経伝導検査や髄液検査、神経生検、血漿交換療法、免疫グロブリン療法など、具体的にどこをどういうふうに撮影して役者の台詞に合わせたらいいのかなど、とことん追求していく姿が（彼らは単に「絵」のできあがりを追求しただけですと言うものの）、とても好感を持てた。

以前、別のドラマの診察室のシーンで、胸のレントゲンが上下逆さまにかかっていたことがあったが、見る人が見たらとても滑稽である。特に美術担当者はとても気を使っていた。少なくとも間違いや、本当でないことが伝わることを極力避けようとしていたことが本当に嬉しかった。私も、撮影にのめり込むうちに柄にもなく、「俺の目の黒いうちは、いい加減なものは作らせねー」的な意識が強くなり、役者の一挙手一投足に目を光らせるようになった。

撮影現場のスタッフはいったい何人いたであろうか。おそらく三〇人から四〇人くらいはいたであろう。ほとんどが二〇代であろうが、少し役が付いた偉い人でもせいぜい三〇代であろう。大勢のスタッフがいっせいにひとつのものに向かって集中する姿というものは、何か怖いものを感じるくらいすばらしいものであった。あんなにたくさんの人がいる中で、それも同時に何台もカメラが回り、本番では水を打ったような静けさの中で淡々とセリフが進む。全体としてまとまった最も美しい映像を作るべく努力する姿、あのチームワークは医療関係者も見習うべきものがきっとある。役者は、ある限られた特殊な才能の持ち主であると思うが、スタッフの中にいたら単に演技を担当する一人にすぎないという感じが伝わってきた。

活字を映像に置き換える作業の過程を始めて見た今回の医療監修では、本当にいろいろなことを考えさせられた。カメラさんとは写真の話、美術さんとは絵画の話、音声さんとは音楽の話、スタイリストさんとは服やファッションの話をさせていただき、プロとしての仕事の取り組み方や工夫などの持論を聞かせていただいた。プロデューサーさんとは、テレビ業界全体や社会現象などの話など、実際の演技指導も愉しかったが、そうしたさまざまなスペシャリストの方と会話ができたことが何より愉しかった。

医師を選んだ理由を再度問う

これからの時代、高校の成績が良いから医学部を選択したいという学生がいたとしたら、それはほとんど発展途上国的な発想である。発展途上国であれば、まずは食い逸れない職業というものが重宝がられるであろう。極端な言い方をすると、先進国では社会を変革させる、あるいは社会を支配する職業に就くのが成績の良い、いわゆる〝エリート〟としての生き方であろう。日本でいえば、いわゆる高級官僚であるかもしれないし、あるいは、起業家であろう。

頭脳ひとつで世界を股にかけ、国を背負って生きる道である。これに対して、医師は単に技術者である。だからと言って、「医師がエリートの進む道ではない」と言っているわけではないし、「エリートは官僚になるべきだ」と言っているわけでもない。少し乱暴な言い方だが、「成績が良いとか、家業を継ぐなどを理由として、医療者の道を選ぶ時代ではない、その気になればどんな人でも、エリートの道を進むべく、上を目指したほうがよい」ということである。「医師になることが、安定した人生の落としどころだと考えてほしくない」と言いたいだけである。

医師になりたい君たちに再度問う。儲からない時代であることを知っていたにもかかわらず医師を選んだのか、社会でけっして頂点にも栄光にも達することのできない職業と知りながら選んだのか、官僚制度や議会民主制度を否定する人種の集まりであることを知っていて選んだのか、官僚支配下にしか働けない世界と知りながら選んだのか、感染や不本意な訴訟の危険性がたくさんあることを知っていて選んだのか、それでいて感謝されることの少なくなったこの時代に選んだのか、臨床医になろうが基礎医学を選ぼうがいずれも３Ｋ（きつい、きたない、きけん）の職業であると知っていて選んだのか、そして、令嬢からは「医師は忙しいので、母子家庭みたいになるから結婚相手としては相応しくない」とフラれてしまうことを知っていて医師になったのか。いずれも私の偏見かもしれないが、そんなことを知っていて医師になった人は、極めて少ないのではないか。

医師はなにも「地球上から病気で苦しむ人をなくしたい」といった理想主義をかかげて医療を行なう必要はないが、少しは「困っている人の役に立ちたい、救いたい」という気持ちがなければ、ハードな仕事に耐えていくのは難しい。

医師は多くの一般会社員や公務員と同じく、少年時代に補導歴もなく万引きのひとつもできな

JCOPY 498-00994

い、老人がいれば席を譲る善良な一小市民である。医師は勇者ではないが、弱いものいじめはしない。自分を犠牲にしてイラクへ行く勇気はないが、弱いものをみれば「何とかしたい」と必ず思う人種である。医師はそんな人間たちの集まりである。

いろいろな医師を見ていて感じることがある。先ほどの意見とは多少矛盾するかもしれないが、実際には、「成績が良いから医学部へきた」という動機なき進学の場合のほうが、実はそれほど深刻な問題にならない。そういう人たちは医師という仕事に何の先入観もなく、かえってまっさらな気持ちで、入学後に刷り込まれた慈悲精神や信頼される喜びの価値観がそのまま定着して、良心的な医師になる場合が多い。

私の友人にも弁当屋や農家の息子で、「何となくやりがいがありそうだから医者になった」という人間が、救命救急や小児科などの激務の現場に身を投じて働いている。彼らは、医師があまり恵まれた仕事ではないことに多少のギャップを覚えたかもしれないが、先入観がないだけに早々と「医者なんて、こんなもんか」という気持ちに切り替えられたのだと思う。

それよりも問題なのは、中途半端に親戚に医師がいたり、安定した収入と資格とを期待して親の勧めで医師になったりした人である。役人の子女などに多いかもしれないが、「使える免許を取って、あとは楽にリッチに生活する」ということを夢見ていた人は、いざ就職をすると、あまりにも忙しい状態に「話が違う、こんなはずでは」ということになる。明らかに現実とのギャップの切り替えに失敗したケースである。

そんな医師は、「金が欲しいときには欲しい、辛いときには辛い、嫌なものは嫌だ」と思ったことをすぐに口にする。彼らは素直で正直とも言えるかもしれないが、「やせ我慢をしたり、きれい事に執着したりしないで、思ったことをはっきり主張しよう」という最近の社会の考え方にマッチするため、広く受け入れられてきている。

そこで一つ考えることがある。「医師にむいている素質を一つ答えよ」と言われたら、君らは何をあげるであろうか。おそらくは「使命感」などと答えるのではないか。確かに重要かもしれないが、私から言わせれば、高校生のうちから医師の使命感に打ち震えていたら、「そんな奴は医師になるのは止めておけ」と言ってしまうだろう。高校生が、「自分の力で多くの命を救う」などと言い出したら、まだ見ぬ医学部を訳もわからず信じ込んでしまっている、一種カルト的な危険性を感じてしまう。

未来の希望を否定するわけではないが、理想と現実のギャップに苦悩するだけである。大見得切って、「立派な医者になる」などと言っているような学生よりも、常識的な人が医師にはむいていると思う。たとえば、「戦争は悲惨だが、延々と続くイスラムのテロを見ていると総力戦ではっきり白黒付けたほうがいいのではないか」と普通に思ったりする人である。それを、高校生のうちから「戦争はどんな理由があろうと良くない」などと理想を掲げているような学生がいたとしたら、修正のきかない性格のような気がして将来が心配になる。

もう少しはっきり言うと、医療の現場は、理想とは裏腹に嫌でも理不尽な現実を叩きつけられる現場だということである。

だから、本書のタイトル〝医者になってどうする！〟に対してどんな感想を持つか？「そんなことを言われる筋合いはない」と思うかもしれない。しかし、少し考えればわかることで、たとえば、君たちは医学部の志望動機を両親にどのように伝えたであろうか。医療ドラマを見て、あるいはこんな私の本を読んで、突如「医学部へ行きたい」と言ったとしたらどうなるか。慌てた親は、その日から受験勉強に加えて、「人間とは、道徳とは、倫理とは、愛とは」などといった人間論に関する教育を始めようとするのではないか。しかし、現実問題としては、まず医学部に合格するだけの学力を身に付けさせることが最優先と考えるのではないか。

そんな訳で、かろうじて医学部に合格した君たちが六年間で、聖人の域に達するまで人間性が磨かれるかというと、そんな甘いものではない。〝医者になってどうする！〟のタイトルの理由は、「医療の実態などというものは所詮わからないのだから、せめて医者になるまでの間、常にこの質問を自分に問いかけろ」ということを純粋に伝えたかったからである。

ただ、逆を言えば、「医師になるのに覚悟や決意などを、今説いても無意味だ」ということでもある。医療などというものは、絶対に理想になんか到達することはできないし、それが必ずしも良いとは限らない。正論と正解の違いにしばしば悩まされる。どのような理由で医師になろうが、どのような思いで医師になろうが、その時々において真剣に悩み、さ迷い続けていくしかない。医師になるということは、そういうことなのだ。

医療界格差

「ワーキングプア」の言葉が出現して久しいが、医療界にいるとじわじわと拡がる格差の影響を肌で感じる。夜働きに出るお母さんが増える、生活保護の人が増える、お産の費用が払えない妊婦が増える、保険料を滞納していて一時金が出ない人が増える、暮らしを支えることで精一杯で子供のことまで気が回らない家庭が増える、そんな時代になってきた。このため、虐待の家庭における子供やお年寄りの保護や治療、あるいは未収金者に対する福祉の斡旋など、病院の役割とはややかけ離れた仕事が急増している。

医療に関して言えば、国民健康保険料が支払えず、保険証を失ってしまう人が増えている。そうなると、身体の調子が悪くても手軽には病院に行けない。既に、慢性疾患の治療を中断せざるを得ず、重症になるという患者は稀ではなくなった。

そうかと言って、なかなか生活保護は出してもらえない。自治体によっては非常に厳しく制限されているところもある。高齢者からの自己負担を、後期高齢者医療制度の名目以外で徴収することが画策されている。ただでさえ病気になれば仕事ができず収入は減る。慢性の持病があって通院の必要性が高い人ほど、安定した収入を確保することが難しくなってきている。確かに今の制度では医療の破綻は免れない。〝障害者自立支援法〟という法律があるが、〝自立阻害法〟とか〝自滅支援法〟、〝自殺支援法〟だと揶揄されている。当事者不在のまま机上の空論で進められている政策もある。

しかし、社会保障なんてものは数年で脆くも崩れ去るシステムであることはわかっていた。地球が何百万年も前から貯めてくれていた化石燃料を、私たち人間は一〇〇年足らずで使い切り破壊しようとしているのだから、当たり前と言えば当たり前である。今になって騒ぎ出すこと自体がナンセンスだが、所詮その時にならなければわからないのが平和な日本国民なのであろう。

「金の切れ目が命の切れ目」という時代が確実に訪れる。そんな世の中で本当にいいのか。私たち医師には、決まった医療制度の中で医療をやっていく力しかない。その制度自体が歪んできたとき、私たちはどうすればいいのか。日本の医療制度を崩壊させようと思っている医師はいない。迷走する厚労省だって、病院にクレームを言って医師を苦しめている患者だって、医療問題をしたり顔で語る有識者だって、けっして悪意はない。それはわかっている。

だが何度も言うが、医師をやっていくには医療を必要とする患者を診療するだけでは済まなくなる。医療を提供できない患者を拒絶する必要も出てくる。つまり、同じ病気であったとしても、金のあるなしで医療の質を替えなければならない時代に入るということなのである。

「そんな他人事のように言っているが、ではお前はどう解決するのだ」と問われた場合に何と答えるか。「私を厚生労働大臣にしろ」とはもちろん言わない。結局のところ「私は私の診療をする」、他の医師には「あなたはあなたの診療をする」、国民には「あなたはあなたで、少しの医療費を負担し、医療を受ける〝当たり前〟を控える」、国には「見て見ぬふりをするのはやめるか、正直になる」、そして、君たちには「そういう医療を提供しなければならない将来をまずは受け入れる」。それしか方法はない。医療は公共資源である。全員が少しずつ犯人なのである。だから、全員が自分の誤りについて、自分の分だけ苦労する。これしかないのである。

さて、格差が拡がってきた発端は何なのであろうか。それは、「将来の日本のためには、経済を活性化させることが最優先事項である」と判断した国の方針である。個人の能力を最大限まで引き出すためにはどうしたらよいかということを考えた。その結果として行き着いた方法は、強いものが報われる世の中にしようということであった。つまりこれまで日本が貫いてきた「皆で一緒に頑張ろう、できない人がいたら助け合っていこう」という精神を、「できない奴はできる奴の足を引っ張るな」ということにしたのである。

その結果、「親方日の丸・護送船団方式」の廃棄、家族の解体によるセーフティーネットの破綻、終身雇用の崩壊、非正規雇用の拡大、教育現場の崩壊、年金偽装、自殺や凶悪犯罪の増加などの問題が噴出した。

こうした一連の出来事は、弱い個人たちを標的にして、その生存をリアルに脅かし、切り捨てていった。おそらく一昔前であれば、多くの人は「自分もいずれは勝てる、金持ちになれる、社会的に恵まれた生活を送ることができる」と考えて頑張ってきたのであろう。報われる世の中があったし、勝者は敗者を見捨てなかった。しかし、残念だが日本はそういう国ではなくなった。

焦りを感じた若者たちは、自分を競争の渦中に置き、この勝負に勝つことを目標に据えた。それに伴い日本の家族は崩壊していった。若者は家族から離脱し、一人ひとりで行動することを選択した。誰にも干渉されずに自己決定していくことの恩恵としてすべての利益を享受する、その代わりに危険も請け負うという生き方に多くの人が賛同した。家族が崩壊したのは、近くに肉親がいないほうが自分の身を軽くすることができて、社会での戦いを有利に展開できると思ったからである。

君たちに考えてもらいたい。今、受験をひかえている中で、両親は最大限協力してくれているかもしれない。友達とは、「お互いに頑張って一緒に合格しよう」と励まし合っているかもしれない。そんな時期は幸せである。しかし、辛いかもしれないが、今後やがて訪れるであろう社会の競争において、友達や両親の力が自分の成長のために何も寄与してくれない状態になったらどうするか。会社の仕事に対して、あるいは君たちの目指す医師の仕事に対して、友達や両親の支えがいつまでも役に立つであろうか。おそらくは相談はできても、結局は自分の問題であるという結末が増えてくるのではないか。周りが思ったほど使えなくなり、逆に変に頼られたりしたらどうするか。おそらくは、「邪魔だけはしないでくれ」ということになるのではないか。

バブル期以前に就職した世代にとって、企業というものは絶対的なものであった。入社をすれば、そこは数十年にわたる人生の舞台であった。当然のように長い付き合いが前提にあった。しかし、最近の〝派遣切り〟や〝内定取り消し〟などの報道からわかるように、企業の冷徹な側面をみるにつけ、若者たちは、これからの成熟社会を自分の責任でどう生き抜いていくかということを真剣に考えるようになった。寂しいかもしれないが、学生たちは企業に自分の将来価値を委ねることを諦め、「自分のキャリアは自己責任で築いていかなければならない」という気持ちに切り替えた。その一端に現れているのが、何度も指摘している医学部ブームである。

しかし、「自己責任で切り開いていこうと考えたわりには、医者は大きな声できついなどと言っているではないか」と矛盾を指摘するものがいるかもしれない。それに対しては、「想像をはるかに超える過労と報われない閉塞感とがあまりにも激しく、認識のギャップが大きすぎた」と答えるしかない。そのあたりは、「医師としてだらしない」と言われても仕方のない部分もあるが、そもそも、そういう頑張れば報われて、利益をすべて享受できるという分野の仕事ではなかったということである。

決められた医療制度と医療報酬の中での競争で、どういう医療を提供していくかの葛藤などは所詮他人には理解されない。医師はスキルを身に付けて、キャリアを積まなければならない仕事であるので、家庭を大事にするなら医療の第一線から身を引かざるを得ない現実もある。その一方で、キャリアを優先するあまり、一般的な温かい家庭から遠ざかっていくものもいる。

家族を解体して目指す医師の世界に明るい未来が開けるかどうか、私にはわからない。先にも述べたが、恋人や家族は仕事をしている自分を絶対的に必要な人物とは認めていないし、感謝もしてはくれない。どういう医師が〝勝ち組〟になるのかも私はわからないが、医療者にも別な意味で格差を感じることがあるのである。

自分を探り当てろ！

医師を目指す学生は、一般的には勉強がよくできて真面目であることが多い。しかし、私自身の経験から言わせてもらうと、何となく中途半端という感じが拭えない。彼らはたいてい、小学校や中学校で学級委員を数回は経験している。地元で一番か少し遠い私立の有名高校に入学している。もちろん最初からトップの成績をキープしている学生も多いが、意外と高校でつまずきかけた人間が医学部に入っているような気もする。特に私立医大ではそういう傾向が高いと思う。

地元で有数の高校に進学しても、周りには県内からの優秀な連中が集まってくる。同じレベルかそれ以上の仲間たちがごろごろいる。そんな中で「自分の成績はたいしたことなかったのだ」ということを知る。暗記科目はこつこつ憶えることで悪い成績を取ることは少ないが、学年が上がるにつれて数学などの理科系科目では思考がついていけない。応用問題が苦手になってくる。

だからと言って、理数系で鍛えてきた頭は、なかなか文系には馴染めず、国語や小論文などの論述系もいまひとつ伸び悩む。型にハマった論しか作れず、主人公の心情などわからない。また、微妙な表現がわからないし、自分で説明することが苦手である。つまり、極めてパターン化した問題だけを解くことが得意で、これまではそうした勉強が通用していたが、徐々に今の勉強法では高得点が取れなくなってくるのである。軒並み成績は下降する。かく言う私もその一人で、高校時代には、「こんなはずでは」と内心思っていた。
これまで築き上げたプライドもある。「自分はできるはずではなかったのか」と悩む。そこで考えるのは医学部合格による起死回生である。東大や慶応は無理でも地方の国公立大あるいは私立大なら何とかなるのではないかと考える。このタイプの人間は、親と自分との目標を若干下方修正することで、うまくいけば医学部合格をはたすことができる。だが、その現実を見据えることができず、過去の自分の栄光に捉われたり、親の期待に押しつぶされたりした場合には極めてまずい状況になる。

そんな自分の恥ずかしい高校生活を思い返しつつ、でも今、当時を振り返って感じていることを述べる。少し前ではあるが、〝自分探し〟という言葉が流行った。若者について語るにはこの言葉は外せない。最近はあまり聞かれなくなったが、それは単に言葉としての流行が去っただけで、本質的な中身は何も変化していない。相変わらず定職に就かずにブラブラしている若者が多い。探して見つかる自分がどこにいるのだ、どこを探せば見つかるというのだ、今いる自分は誰なのだ、いつまで探すつもりなのだ、見つからなかったらどうするのだ。そんな気持ちになるが、一つ見方を変えるならば、「単に探すのではなく、探り当てろ、そんな探し方では中途半端過ぎやしないか」と言いたい。

エジプトの発掘でもなんでもそうであるが、無意味に探したって何も発見できない。太古の人々が何を考え、どのような生活をして、何が必要であったのか、どんな文化を築いたのか、ということを深く考えなければ、偉大な発見はできない。そこには、時代とともに創りあげていった文明があるからである。そういう意味では、〝探す〟というよりは〝自分を探る〟という言い方のほうが相応しい。

つまり別の言い方をするならば、自分は自身で創りあげていくものである。自分というものは学校で学び、師から学び、体験から学び、ひとつずつ積み上げていくものである。先に「高校生に未来を十分想像する力などない」と述べた。だから、「自分を探すのだったら、単に環境を変えてみるということではなく、創り上げるというスタンスで探り当てろ」ということである。「中途半端は卒業しろ」ということである。本当の意味で自分を探している奴は、探している間に新しい自分に成長していっているのである。旅に出て、多くの景色や人と触れ合うことによって想像や気付きを得たとしても、応用する力がなければ結局は何も変わらない。ブラブラ歩き回っているだけの人間に誰も声などかけてこないし、待っているだけでは永遠に待つだけである。

だからと言って、〝オンリーワン〟というのもあまり好きではない。日本人は個性がないと言われる。「レールに乗っかるだけではいけない、自意識を高めなければならない」と叱咤される。

JCOPY 498-00994

個性を大事にすること自体は否定しないが、「オンリーワンになれ」と言われると、何となく「人と違った道を歩まねばならない」、「普通の会社に入ったのでは埋もれてしまう」などと考え、とにかく大きい夢を持たなければならないと思ってしまう。

そこでひとつ伝えておきたいことは、多くの人にとって、世の中の勝負事は勝つために存在するのではない。〝正しい負け方〟を習得するためにあるということだ。スポーツの世界では、優勝者は一人（一チーム）である。すべての勝負事の勝者は、「勝者以外の多数の敗者」で成り立っているのである。オンリーワンにこだわっていて、もし夢破れたときに、夢を売りつけられた若者はどうなってしまうのであろうか。

医師としての立場から言わせてもらえれば、そんな状況になった場合を想定した準備も必要だと思う。うつ病などの患者を診ていると、今の世の中においては人生に挫折はつきものだし、悩みのない人なんていないということを強く感じる。夢や希望を持つことが大切で、そればかりを目指してきたが、「夢を実現できなかったときにどうすればいいか」という準備が圧倒的に足りていない。真の友達なんてできないのが当たり前で、仕事だってうまくいかないほうが多いのだから、そういうときの対処の仕方を学んでおくほうが余程大切であるような気がする。

医療というのはチームである。ひとりひとりがオンリーワンを目指していたら機能しなくなる。ひとりが忙しくて手が回らなくなれば、それを代行するのが医療の現場である。前の主治医が治療してきた患者を次の医師にバトンタッチするなどということはよくあることである。独りよがりの〝オンリーワン〟になんかにこだわっていたら、他人の仕事の穴埋めなんてできない。

医療を行うには科学的な論理性、厳密性が求められる。そういう意味ではサイエンティストという呼び名は間違いではない。しかし、その一方で、医師には患者がどのような状態におかれ、どのような悩みをもっているのかを、感覚として捉え、配慮できる〝感性〟が必要であることは言うまでもない。このことは先に述べた。医師を目指す人たちであれば、そんなことは頭ではよく理解している。

すなわち、どういうことが求められるかと言えば、人間的に成熟していなければならないということである。精神的に大人でないとならないということである。悪い結果を含めて頭で想像できて、それに基づいて人として創造できなければならないのである。しかし、そんなことが簡単にできるであろうか。私も医師として数年経った時点でそういうことを痛感し、人間的に未熟だということに気付いた。どうしたらいいかということを真剣に考えるようになった。限られた時間の中で人間的成熟のための感性を磨くということを実践したいと思った場合に、結局のところできることは先輩医師や患者とよく話をするか、本を読むという選択肢しかなかった。

そこで、ある時期から本の乱読を開始し、ベストセラーの上位に登場する〝自己啓発本〟や〝潜在能力の引き出し本〟などを読み漁った時期があった。しかし、今はそれはやめた。読んでいくうちに、大きな矛盾に気が付いたからである。たとえば、ある本には、「君には無限の可能性がある、大きな夢を持つべきだ」と書かれていたりするが、一方では、「現実を見据え目標を立てて努力しろ」と書かれていたりもする。また、「大きな目標を達成するにはあまり細かいことはこだわるな、融通の利くプランを立てろ」という意見もあれば、「目標を定めたら、それに向かって着実に実行できる予定を組め」という意見もある。

大学入試や医師国家試験合格に向けて努力している君たちに、他人の方法論が完全に当てはまることはほとんどないということにも早く気付くべきである。むしろ、本を読めば読むほど、サクセスストーリーを駆け上って行った主人公との距離を感じるだけで、却ってコンプレックスに陥るだけである。迷いや悩みが吹っ切れるということはない。自己啓発本にはそんな落とし穴がある。自己啓発に走れば走るほど、もがき苦しむことにもなりかねない。

医療には常にジレンマが存在する。だから、矛盾を発見するまでの私の本の乱読による取り組みが無駄というわけではなかったと思う。それが医師になるために必要であったと理解している。「正解を一つに求めること自体に無理があった」と今は思慮深く考えている。結局は、自分は自分で創造していくしかない。君たちにとって私の経験が参考になるかはわからないが、「自分探しではなく、自分を創るために探り当てろ」ということである。

日本の医療が如何にあるべきか！

医師に対して患者は、「患者は医師からみれば回答し難い不安や悩みに対する質問をするが、医師からは、ごまかしのない率直な人情味のある答えを、しかも悲観的でなく絶対的な希望のもとで語って欲しい」と思っている。ごまかしがなく人情味があって、しかも悲観的でない、というところがややこしい。私たちは医師は、身も蓋もない結論を絶対的な希望のもとで話さなければならない。医師は、このややこしさに正面から向き合って試行錯誤しているのである。

君たちにはまだ考える余裕すらないだろうし、考える必要もないと感じると思うが、本章の最後に医療の行方に関して将来必ず直面し、思案することを述べておく。現在の日本の医療は破綻寸前のところまで制度疲労を起こしていることはもう既に何度も述べた。ひとつひとつの問題に対して、場当たり的な対策を打っても次の矛盾を生むだけであることにも、君らは気が付いた。実に耐え難い悪循環に陥っていることも想像できると思う。

まず、総論的なことであるが、国民がどの程度の医療の提供を期待しているのか、そのためにはどの程度まで費用負担をしてもいいと考えているのか、そして、その負担の方法をどのようなものにするのか、医療の安全に対してどのような司法判断を求めているのか、そうしたことを総合的に議論し、合意に至る手続きが先ず必要である。そのうえで具体的に言えば、医師や看護師の適正数はどこにあるのか、医学教育や専門医教育など医療人の育成をどうするのか、医学の研究にどの程度の投資をするのか、医療機能を国内にどのように配置するのか、診療所の役割と病院の役割、医療と療養の役割をどう分けるのか、救急医療をどのように整備するのか、臓器移植を海外に求めるような今の法律でいいのか（最近になってようやく真剣に議論されているが）など、しばしば利害の相反する問題に対して解決の方法を模索しなければならない。

「医療費の負担をできるだけ少なくしてある程度の医療レベルで妥協する」という考えもあるであろうし、「いくら費用をかけても国内にいながら世界最高水準の医療を受けられるようにすべし」という考えもあるであろう。医療は大きな分岐点に立たされている。君たち一人ひとりが、将来必ずそんな大きな問題に翻弄されていくのである。

次に今後の君たちに直結する問題として、医師を養成するシステムについて述べておく。二〇〇四年から始まった現在の臨床研修制度では、医師国家試験に合格したすべての医師は、自分と病院との希望のマッチした研修病院において、さらに二年間の研修が義務づけられている。「臓器ばかりを診て人間を診ない医師ばかりでは日本の医療が荒廃する、すべての医師にプライマリ・ケアを」という理念を掲げ、登場した制度であった。幅広い知識を持たせるために、内科・

外科・救急・小児科・産婦人科・精神科・地域医療の七診療科を必修で廻らせるものであった。

そこでひとつの問題が持ち上がった。繰り返し述べてきているように、この制度を導入した途端に研修医が都会に集中したことで地方では医師不足が加速した。地方の病院からは制度の改訂を求める強い声が上がり、臨床研修制度の見直しが大きく議論されるようになった。そして、これまでは二年であった研修期間を一年に短縮するという方向で議論が進んでいる。研修期間として二年間を悠長に過ごされたのでは、戦力として十分使えないというわけである。

新制度では必修科目を内科（六ヶ月以上）、救急（三ヶ月以上）、地域医療（一ヶ月以上）に削減し、残りの診療科から二科目を選択することになるようだ。この結果、必修科目の研修は最初の一年間で終了し、後半一年間は自由選択になる。早ければ一年の研修で一線の現場に出ることが可能となり、まさにそうしてもらいたいということである。地方の医師が不足したという事態に応えるために、医師の増員が決定し、その後には都道府県毎に研修医の定員枠が設けられる議論も進んでいる。すなわちどうなるかというと、医師が増えるのだから競争にはなるし、もしかしたら医師の偏在を解消させるためにへき地に行かされたり、診療科を強制されたりするかもしれないということである。人気病院の研修医の定員が削られ、不人気な病院へ強制的に割り振られるかもしれないということである。

そんなわけだから、医師が増えることに反対する医師もいる。それはつまり、「供給が需要を

JCOPY 498-00994

上回り仕事がなくなるのではないか」ということと、「粗悪な医師が増えるのではないか」ということである。最終的には、「増員した分だけの人件費を国がきちんと担保して医療費を上げてくれるのか」ということである。そうでなければ、結局パイは変わらず給料が減るということになる。大学でも無給助手が増えるだけである。さらに、「増員した医師が、本当に足りない診療科に進むのか」ということである。

駆け引きのプロである官僚を相手に、医師数と医療費をセットで上げろと言っても、役人たちは都合よく言葉尻を捉えて医療費をうまく抑えて、医師数ばかりが増やされるという結果にならないとも限らない。市場原理の競争社会が始まり、医師同士で切磋琢磨して、と言うか潰しあってくれれば、優秀な医師とそうではない医師とに分けられる。競争が激しくて稼げない診療科から、厳しいがなんとか食べていける産科・小児科・外科・救急あたりに人が流れるのではないか。そんな企みも聞こえてきそうである。

病院に必要なのは、経営者でもベテランで優秀な医師でもない。単価の安い医師である。若い医師や文句を言わずサービス残業する医師である。誇りを持った上質な医師を多く作りたいのではなくて、医療費の増額を最小限にできるような底辺医師を増やして、安くこき使いたいだけである。規制緩和と市場競争がもたらすものは格差と競争である。医師増員の政策には、そうした裏があることに気付かなければならない。

〝研修医は何を考え、どうすべきか？〟の項でも述べたが、プライマリ・ケア推進の方向付けをみた場合に、裏を返せばそれは専門医療の軽視ということでもある。その背景には、高邁な理念と相反する医療費抑制政策の陰が見え隠れする。患者の生死に直結するような高度先進医療を抑制すれば、医療費を抑制できるからである。

日本の医療の現実を十分に説明することなく、「すべての医師にプライマリ・ケアを」という理念を掲げればどのような事態を招くか。おそらく多くの国民は、一人の医師が多様な患者のニーズすべてに対応できるし、そうすべきだと感じるであろう。しかしながら、これは不可能であり、このような前提で医療制度を構築している国はない。世界のどこにも存在しない医療制度を理想として国民に提示すれば、期待と現実とのギャップはますます開く。そして、医療不信や医療訴訟などのトラブルの温床となっていく。

どのように考えても、すべての医師に一律にプライマリ・ケアの習得を強いる現行の臨床研修制度は、その必要性にも論理的整合性にも、最初から疑問があったと言わざるを得ない。このままの体制が続けば、医療現場のとくに当事者である研修医や医学生は翻弄され疲弊するばかりである。実現不可能な理想を掲げることに何の未来もなく、国民の信頼をますます裏切ることになる。むしろ必要なことは、医療のあるがままの姿を社会に提示することである。現実を受け入れてもらうところから始め、限界も含めて一緒に考えていくことができるような情報を公開し、共有していくことが求められる。君たちのために、私たちは今後の医療制度改革に十分目を光らせなければならない。

おわりに

今、本書を読み終えて、医師を目指す諸君はどのような感想を持ったであろうか。「医療問題は思ったより深刻だ」と思ったのではないか。途中で何回か指摘した通り、不快な気持ちになった読者も多いのではないかと推測する。「せっかく夢と希望に充ちて医師になりたいと願って読んだのに、こんな話は聞きたくなかった」と思っているかもしれない。

本書の中で一貫して問いたかったことは、「なぜ、何のためにそこまでして医師になりたいのか？」ということである。世間で言うほど、けっして条件の良くない医師をなぜ目指すのか。人の役にたちたい、人の命を助けたい、人に感謝されたい、そういう職業の選択肢がなぜ医師なのか。また、「医師になる動機は何でもいい」という私の思いも一貫している。不純な動機でも構わない。ただ、どんな理由にせよ医師になったら、与えられた境遇を一旦は受け入れなければならない。将来の医療環境が著しく改善するとは思えない。だから医師になることに対して、無意味な夢や希望を抱くものではない。医師だから儲かる仕事ではない、医師だから尊敬される仕事ではない、医師だからやりがいのある仕事ではない。どんな職業でも言えることかもしれないが、これからの医療者が問われることは、一言で言えば、患者と社会と、国民とどこまで歩み寄れるかである。

日本のすべての人にとって、医療は共通した財産である。それをどうしたいのか、どうすればいいのかを共に考え、共に培っていく必要がある。社会の中で医師は、いくら優秀であったとしても、けっしてリーダーとして先頭に立てるものではない。所詮は保険システムの中で、社会保障を支える歯車として働くだけである。予期せぬ出来事に驚愕し、絶望するのも医療であれば、患者とともに笑い合い、苦労を分かち合えるのも医療なのである。


「一体お前は、俺（私）たちを医者にさせたい気があるのか」という声が聞こえてきそうだが、その答えは、「医者にさせたくないけど、させたい」だ。医師を続けることは結構大変である。どんな仕事でもそうかもしれないが、でも、とりわけ医療を続けることは面倒である。もし、医師でなかったら、私はもっと要領よくこの世をわたっていけたかもしれないと思う。〝人間とは、正しい医療とは〟、という答えのない問題に直面し、その都度立ち止まってしまうからである。けれどもそんなアンバランスな人生と引き換えに、私は不器用な半面、思慮深い生き方の意義に気が付いた。こうして、著書を通じて若い君たちに語りかけることもできた。

医師として生きていくことは気が遠くなるほど面倒くさい。耐え難いことでもある。しかし、その瞬間をくぐっていくうちに、それ以上の喜びや輝きを見つけることもできる。いろいろと自分の知らないことや興味のあることを探っていくことができる。人との触れ合いの中で医療を通じて自意識に思いを馳せることができる。時には自分の暗黒面と対峙することもあるが、生きていて良かったと思うことはある。「いつか医療の本質に到達する日が来ると信じて今の自分がある」と、今は無理やりにでも思い込もうとしている。君たちにも、医師としての人間が、年月をかけて築き上げる〝思い〟というものを経験してもらいたいと願っている。

日本の社会は、人を学歴や職歴など表面的なもので最初に判断する。しかし、共に暮らしたり、仕事をしたりしていれば、そうした表面的な判断材料はすぐに過去のものとなり、人格と能力と実績、そして協力し合える人間かどうかで判断されていく。当然のことだと思う。日本の社会の中でうまく生きるためには、人に尊敬されることが重要で、そのためには他人に配慮し、素直に感謝できることが基本にある。医師と患者との出会いは、一期一会かもしれない。でもだからこそ、その出会いを大切にして、自分のできる範囲を考えながらできるだけのことをしていく必要がある。

初めからわかっていたことかもしれないが、最終的な君たちへの結論は、「医師になるためには、なりたい気持ちに勝るものはない」という当たり前のことで、自分に対しても、「相変わらず、何ができるかを探すために医師をやっていくしかない」ということであった。医療の限界を感じている私ではあるが、君たちの行動によって、少しずつでもいいから医療が良い方向に進んでい

JCOPY 498-00994

くことを願っている。

最後まで読んでいただいた諸君に改めて感謝する。今後、何かの機会に、また君たちと触れ合うことのできる日を楽しみにしている。その時どんな医師に成長しているのか、できればそっと覗いてみたいと思う。

本書をしたためるにあたり中外医学社の五月女謙一氏よりお話をいただいた。医師を目指す学生たちのためにメッセージを伝えてほしいと頼まれた。「私のようなものに書かせたら何を言い出すかわかりませんよ」と答え、実際その通りの内容になった。にもかかわらず、寛大な気持ちで発刊していただいた懐の深さに改めてお礼を申し上げる。

最後に、本書の装丁に『新ブラックジャックによろしく』(小学館)の著者である佐藤秀峰氏よりイラストをいただいた。愛読する私にとって感激の極みである。ここに心からの感謝の意を記す。

二〇〇九年　春　桜の木を見下ろしながら、獨協医科大学神経内科八階医局にて

小鷹昌明

僕は医者になって楽しむ——「医者になってどうする！」を読んで

東京大学医学部第四学年　森田知宏

「医療を良くするために努力する」、僕の目標とする医療者としてのアジェンダ（行動指針）である。だが、人の命を救う医療が、誰かの犠牲のもとで成り立っているのならば、それは正しい医療ではないと思う。つまり、提供する側も享受する側も皆、win-winとなる医療を目指すべきだと考えている。

ヒポクラテスの誓いが金科玉条のごとくもてはやされ、医者が患者に対して滅私奉公することをさかんに求める。医療を良くするための行動が、自分個人のことよりも優先されるべきであるということは、医者として確かに当たり前かもしれない。しかし、それをどんな医療者にも全員に押し付けることはエゴではないか（誰のエゴなのか、清貧を重んじる医者なのか、いい医療を欲する患者なのか、案外、医療制度の設計者のエゴなのかもしれない）。各個人のできる範囲で、できるだけ医療を良くするべく努力をすればいいのではないか。

また、医療は持続可能でなければならないとも思う。自分の生きた時代はなんとか持ちこたえ

JCOPY 498-00994

られたとしても、次の世代で医療が後退するようなことがあれば、自分の世代が医療を良くしたとは言い難い。誰かの犠牲のもとで成り立つシステムは脆い。医療崩壊についてはさまざまなことが議論されているが、医学生もしくは医学部を目指す高校生が何を考えなければならないかについては、あまり語られていない。彼ら（僕ら）に根性論を振りかざしてみたところで、大半は冷めてしまうし、医師になる道を断念するものもでてくるのではないか。

そのような考えを持ちながら医学部に通っている僕が出会った本が、小鷹昌明医師の書かれた『医者になってどうする！』（中外医学社）であった。医者を目指す僕らを対象に医療の現状を訴えかけていた。若者向けの本の多くはどこか気取っていて、いい面ばかりが強調されたり、変にメッセージ性を出そうとしたりしていて、あまり好きでなかったのだが、この本は違っていた。驚くほど正直に作者の本音が書かれていた。「医学生のエゴだ」、「医師になっていないのに偉そうなこと言うな」、僕が同様なことを言ったのならば、そう思われるかもしれないが、小鷹医師は十五年目の医者である。経験や実績に裏打ちされたその言葉には、僕が考えていることよりはるかに説得力があった。

本著の特徴として、まずきれい事が書かれていなかった。医者としての悲痛な思いが随所に表れていた。たとえば、「医学部を卒業した直後には、これから患者さんのために働こうとどんな

JCOPY 498-00994

医師でも思う。しかし、卒業後三、四年すると患者は常に医療を必要として、困って病院に訪れるわけではないことに気付く。…ともすると、患者不信の気持ちが優位に立ってしまい、その後もそのままの気持ちで医療を行った場合には、医師にとっても患者にとっても不幸である」と書かれている。

このような苦悩の中で、作者自身は「患者の臨終の瞬間に立ち会うことで身が引き締まる思いを維持させ、初心を取り戻した」と述べている。さらに医者は、人生において大きな葛藤を抱えていると指摘する。僕がもっとも印象に残った部分は以下である。「皆が教授や大病院の院長になれるわけではない。多くの医師は親の後を継いで開業医になるか、一般の市中病院で勤務医として働くか、そのどちらかである。そんなこともわからず大きなリスクを背負って、いつ破滅してしまうかわからない状態で、自分の限界までかけて働いていくのか？　あるいは、医療を生業として、自分の手の届く範囲の患者に対してのみ誠実な医療をする程度で満足して、一人の人間として楽しい生活を求めていくのか？　現実的には、この二つの狭間で、教授や大病院の院長になれない多くの医師らの心は揺れ動いているのである」

医者という職業は、もはや収入がいいなどという神話は通用せず、作者に言わせれば、「辛くて割に合わない仕事」である。さらにネガティブなこととして、「医師たちは自分の仕事に誇り

JCOPY 498-00994

を持っているが、最愛のわが子に同じ職を継がせたいかと問われた場合には迷ってしまう。医師になんかさせないで、もっと効率よく収入が得られて、余裕のある暮らしのできる職業を選択させたいと考えている」と述べている。

ここに現代の医療界の決定的な弱みが存在していると思う。医者は誇りを持っていたとしても、我が子には勧めない職業なのである。現役の先生方は確かに今、医療を支えている。しかし、次世代に胸を張って勧められないのであれば、はたして医療を良くしていると言えるであろうか。「現状がおかしいことはわかっているが、それを受け入れて自分は辛くても我慢して頑張る」というのでは、問題を次世代に先送りしているだけではないのか。早い話が逃げている。現状が「ツライツライ」と嘆いているよりも、それを正すべく行動を起こす方がずっとツラいが、有意義ではないか。僕はできることなら、自分の子供に勧められる医療の実現を目指したい。

次の世代にも受け継がれ、より良い医療の実現のためには、作者が述べるように「医療のあるがままの姿を社会に提示し、現実を受け入れてもらう」ことが必要だと思う。医療者だけが医療を良くしようと努力していたのでは、医療はけっして変えられない。将来の医療者や非医療者を巻き込むような試みが絶対に必要である。医療に無関係な人などいないからである。人々全員に〝医療を良くしたい〟という意識が浸透したのならば、新しい時代の医療がきっと実現できると僕は思う。

今は不況の世の中ではあるが、暮らしやすい日本を作っていくことが大切であると僕も思っている。作者は、「医師になるということは、そうした社会の歪みに対してメッセージを伝える気構えを持つことも必要だ」と述べている。「医療者は富裕層と貧困層を分け隔てなく観察する機会の多い職業であり、人間の本音に迫れる部分において、これ以上の仕事はない」と言い、「社会の状況を真剣に捉え、仕組みを変えていけるのは実は医療者だけなのかもしれない」と強調している。僕もそう思う。

「昔ながらの古い慣習に縛られない若い医師たちが、医療をキャッチアップして制度を変えていける礎となり得る」と述べたところに、僕らに対する作者の真意がある。「医療をあまねく提供できるシステムの維持を目標に、日本を医療崩壊の淵から救うべく私と一緒に立ちあがってもらいたい」というところに僕は大きな期待と安心を感じた。僕自身、若輩ながら「医学生であったとしても、現在の医療に貢献できることが必ずあるはずだ」という意識を抱いている。本書が、将来の医療に向けて、医学生として自分たちに何ができるであろうかということを考えるきっかけになればいいと思う。

本書は、医療に楽観的な展望を持たせてくれるものではけっしてなかった。むしろ悲しい現実を描いていた。しかし、だからといって医者になりたくないとは思わなかった。むしろ逆境であるからこそ、医療界にはチャレンジできる多くの望みがあり、若い世代にとって特に魅力的な業界になり得ると確信した。「医者になってどうする！」と問われたら、僕は「楽しむ」と答える。人生を費やして楽しむ価値が、医療には必ずあると僕は信じている。

著者経歴

小鷹昌明（おだか まさあき）

南相馬市立総合病院・神経内科
神経内科専門（指導）医・医学博士・エッセイスト
1967年埼玉県に生まれ、1993年獨協医科大学医学部を卒業。同大学病院神経内科にて19年間勤務の後、2012年に退職。現在、南相馬市立総合病院に勤務。
「いま、医療者は何を考え、どうするべきか！」を信条として、“原発に一番近い病院”から医療状況を伝え、市民活動を展開している。
著書に『医者を続けるということ』、『医者が大学を辞めるとき』、『原発に一番近い病院』（すべて中外医学社）などがある。

医者《いしゃ》になってどうする！　©

発　行	2009年8月10日	初版1刷
	2011年7月15日	初版2刷
	2014年10月10日	初版3刷
	2018年10月20日	初版4刷

著　者　小《お》　鷹《だか》　昌《まさ》　明《あき》

発行者　株式会社　中外医学社
　　　　代表取締役　青木　滋

〒162-0805　東京都新宿区矢来町62
電　話　03-3268-2701（代）
振替口座　00190-1-98814番

印刷・製本 / 東京リスマチック（株）　＜KS・HU＞
ISBN978-4-498-00994-3　Printed in Japan